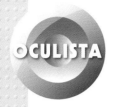 # 編集企画にあたって…

　近年，医学全体としてさまざま　　　　　　　　　術機器の開発，それ
以外にも平均寿命の延長などによ　　　　　　　化してきている．眼科領域も例外
ではなく，OCT の普及やさまざまな手術器具の進歩，また白内障に関しては各種の
眼内レンズの認可などもあり，手術適応や術式に関しては近年大きく変化してきて
いる．今回の特集では，眼科領域のさまざまな手術に関して，その専門の先生から
日本眼科学会の提示しているガイドラインなども参考にして最新の手術適応につい
て紹介していただく．

　白内障に関しては，柴先生に手術決定に対する視力以外の要素も含めた手術適応
に関して紹介していただく．屈折矯正手術に関しては，安田先生にエキシマレー
ザー手術と後房型有水晶体眼内レンズを中心にその適応について述べていただく．
角膜移植に関しては，横川先生らに全層移植だけでなくさまざまな方法での部分移
植が行われているその適応と術式に関してご紹介いただく．緑内障の濾過手術に関
しては，以前の手術に加えてチューブシャント手術や Minimally Invasive Glaucoma
Surgery（MIGS）といわれるようなさまざまな手術も行われるようになり治療の選
択肢が増えている．濾過手術に関して川瀬先生に，その他の手術に関しては浪口先
生にご執筆いただいている．網膜硝子体手術に関しては，項目を 3 つに分けて，裂
孔原性網膜剝離を加藤先生に，糖尿病網膜症・網膜静脈閉塞症を小山先生に，黄斑
部手術を平田先生にご執筆いただいた．眼形成の分野に関しては領域がかなり広い
ので，眼瞼下垂，内反症，外反症，外傷，眼腫瘍を中心に山中先生らにお願いして
いる．眼表面に関しては翼状片や結膜弛緩症を中心に田先生に，斜視手術に関して
はボツリヌス毒素注射も含めた観血的手術について機能的な面や整容的な面も含め
て根岸先生にご紹介いただく．

　この特集を一読いただくと，眼科領域における最新の手術手技や手術決定に使わ
れる新たな検査器具なども含めて，最新の手術に対する考え方を理解していただけ
るものと思われる．

2019 年 12 月

溝田　淳

KEY WORDS INDEX

眼科手術の適応を考える

編集企画／帝京大学教授　溝田　淳

Monthly Book
OCULISTA

編集主幹／村上　晶　　高橋　浩

No.82 / 2020.1◆目次

CONTENTS

「OCULISTA」とはイタリア語で眼科医を意味します．

WRITERS FILE

（50音順）

加藤　寛彬
（かとう　ひろあき）

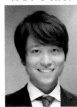

2012年	順天堂大学卒業
	亀田総合病院, 初期臨床研修医
2014年	同病院眼科, 後期研修医
2018年	同, 医員
	同, 医長

田　聖花
（でん　せいか）

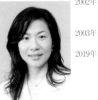

1996年	大阪医科大学卒業
	同大学眼科入局
2002年	同大学大学院修了
	松原徳洲会病院眼科, 科長
2003年	東京歯科大学市川総合病院眼科
2019年	東京慈恵会医科大学葛飾医療センター眼科

溝田　淳
（みぞた　あつし）

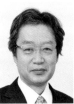

1984年	千葉大学卒業
	同大学眼科, 研修医
1986年	同大学大学院医学研究科博士課程（外科系）入学
1988年	米国マイアミ大学 Bascom Palmer Eye Institute, リサーチフェロー
1991年	千葉大学大学院医学研究科博士課程（外科系）修了
	千葉大学眼科, 助手
1997年	同, 講師
2004年	順天堂大学医学部附属浦安病院眼科, 講師
	同, 助教授
2007年	同, 先任准教授
2009年	帝京大学眼科, 主任教授
2015年	同大学医学部附属病院, 副院長

川瀬　和秀
（かわせ　かずひで）

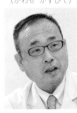

1988年	順天堂大学卒業
	岐阜大学眼科入局
1993年	米国ミシガン大学, 研究員
1997年	文部省内地研究員（山口大学眼科）
1999年	米国アイオワ大学眼科, 研究員
2001年	岐阜大学眼科, 講師
2002年	同, 助教授
2005年	大垣市民病院眼科, 医長
2007年	岐阜大学眼科, 准教授
2014年	同, 臨床教授

浪口　孝治
（なみぐち　こうじ）

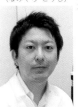

2006年	愛媛大学卒業
2014年	同大学眼科, 助教
2018年	同大学視機能再生学講座, 助教

安田　明弘
（やすだ　あきひろ）

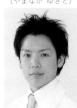

1993年	愛媛大学卒業
	聖路加国際病院, 研修医
1995年	同病院眼科, 医員
2004年	米国カリフォルニア大学ロサンゼルス校眼科（Jules Stein Eye Institute, UCLA）, 角膜フェロー
2006年	聖路加国際病院眼科, 医幹
2010年	神戸神奈川アイクリニック, 診療医長
2014年	聖路加国際病院眼科, 副医長
2015年	聖路加国際大学, 臨床准教授
2019年	めじろ安田眼科, 院長

小山　雄太
（こやま　ゆうた）

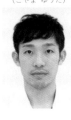

2012年	近畿大学卒業
2014年	香川大学眼科入局
2015年	社会保険栗林病院眼科
2016年	香川県立中央病院眼科
2018年	香川大学医学部附属病院眼科, 医員

根岸　貴志
（ねぎし　たかし）

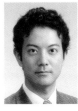

2001年	信州大学卒業
	順天堂大学眼科
2005年	埼玉県立小児医療センター眼科
2008年	浜松医科大学眼科
2011年	Indiana 大学（米）, Great Ormond Street Hospital（英）, Singapore National Eye Centre（シンガポール）, 臨床留学
	順天堂大学眼科, 助教
	同, 准教授
2014年	

山中　行人
（やまなか　ゆきと）

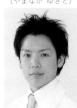

2007年	長崎大学卒業
	近江八幡市立総合医療センター, 研修医
2008年	京都府立医科大学附属病院, 研修医
2009年	同大学眼科, 前期専攻医
2010年	京都市立病院眼科
2012年	国立長寿医療研究センター眼科
2014年	京都府立医科大学大学院医学研究科視覚再生外科学
2018年	国立長寿医療研究センター眼科, 医長

柴　琢也
（しば　たくや）

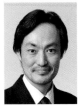

1994年	東京慈恵会医科大学卒業
	国立病院機構東京医療センター, 臨床研修医
1996年	東京慈恵会医科大学眼科学講座, 助手
2002～03年	フランス国立パリ第6大学附属眼科病院, 研究員
2007年	東京慈恵会医科大学眼科, 講師
2014年	同大学附属第三病院眼科, 診療部長
2017年	同大学眼科, 准教授
2019年	六本木 柴眼科, 院長

平田　憲
（ひらた　あきら）

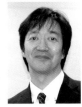

1990年	熊本大学卒業
	同大学眼科入局
1993～95年	米国カリフォルニア大学サンフランシスコ校留学
1997年	熊本大学大学院医学研究科修了
	同大学眼科, 助手
2001年	同, 講師
2006年	佐賀大学眼科, 准教授
2014年～現在	研英会林眼科病院
2014～17年	久留米大学医学部解剖学講座, 客員准教授兼任
2018年	同, 客員教授兼任

横川　英明
（よこがわ　ひであき）

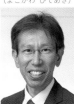

1998年	金沢大学卒業
	同大学眼科入局
1999年	福井県済生会病院眼科
2005年	金沢大学眼科
2015年	米国オレゴン医科大学眼科
	米国 Devers Eye Institute 留学
2011年～現在	金沢大学眼科, 助教

MB OCULI. No. 82 : 1－7, 2020

特集／眼科手術の適応を考える

白内障手術の適応

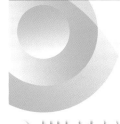

柴 琢也*

Key Words : 白内障手術(cataract surgery)，視力(visual acuity)，コントラスト感度(contrast sensitivity)，グレア(glare)，波面収差解析(wavefront analyzer)，細隙灯顕微鏡検査(slit lamp examination)

Abstract : 近年の白内障手術は目覚ましい進歩を遂げており，毎年数多くの手術が施行されている．さらに，特別な付加価値を有する IOL や，さまざまな手術装置などが開発されている．白内障手術の適応についての絶対的な基準はないが，ある程度の標準化を目的として，白内障治療に関するガイドライン「科学的根拠(evidence)に基づく白内障診療ガイドラインの策定に関する研究」を参考にしつつ現在の診療環境も加味して考察する．

はじめに

近年の白内障手術は目覚ましい進歩を遂げており，超音波白内障手術と foldable 眼内レンズ(IOL)による小切開白内障手術によってほぼ完成された術式となっている．白内障手術の安全性が高まっていることが社会的にも知られており，毎年数多くの手術が施行されている．さらに，近年は多焦点眼内レンズ，トーリック眼内レンズといった特別な付加価値を有する IOL や，フェムトセカンドレーザーを用いた白内障手術の開発などの更なる術後視機能の向上を目指してさまざまな開発が行われている．しかし，このような状況になった現在においても，一定の割合で術中・術後合併症が生じていることも事実である．

本稿ではできる限りエビデンスに基づいた観点から，白内障の手術適応について検討する．

白内障の手術適応

白内障手術の適応についての絶対的な基準はな

いため，症例，術者，施設などの状態・事情で決定されることがほとんどである．しかし，医療連携を行ううえでは，諸事情を鑑みながらもある程度の標準化は必要であろう．そこで白内障治療に関するガイドライン「科学的根拠(evidence)に基づく白内障診療ガイドラインの策定に関する研究」[1]を参考にしつつ現在の診療環境も加味して考察する．

視 力

視力は患者に最も馴染みのある視覚検査であるが，さまざまな条件に影響されるために，その結果を評価しにくいこともある．また，身体・精神状態や検査への集中度，測定環境や検者の技量などでも変動する．早期白内障患者の中には，遠見視力が良好でも近見視力の低下やグレアを自覚したり，夜間の運転に不自由を感じることがあり，これらの症状が白内障手術によって解消されることがある．そのため，白内障患者の視機能を評価するには，遠見視力の値のみでは不十分であり，白内障手術の時期を決定するには，視力以外の視機能の障害程度をも評価することが推奨されてい

* Takuya SHIBA，〒106-0032 東京都港区六本木 1-7-28-201 六本木 柴眼科，院長

表 1. 各資格取得に必要な視力

自動車運転免許
• 両眼で矯正 0.7 以上，片眼で各々 0.3 以上（普通）
• 両眼で 0.8 以上，片眼で各々 0.5 以上（二種）
船舶免許
• 各眼が矯正 0.5 以上（小型船舶は片眼でも可）
動力車操縦者運転免許
• 各眼が矯正 1.0 以上，片眼で各々 0.7 以上
航空機（操縦士）免許
• 各眼が裸眼 0.7 以上，両眼で 1.0 以上（一種）
• 各眼が裸眼 0.7 以上（二種）

表 2. 文献 1 より視力に関する記述の抜粋

＜視力＞
勧告
• 白内障患者の視機能を評価するには，遠見視力の値のみでは不十分である．
• 白内障手術の時期を決定するには，視力以外の視機能の障害程度をも評価することが推奨される．
エビデンス
• 白内障の存在は，コントラスト感度の低下やグレアを引き起こす．遠見視力が良好な早期白内障患者の中には，近見視力の低下やグレアを自覚していたり，夜間の運転に不自由を感じる者があり，これらの症状が白内障手術によって解消されることがある．

表 3. 文献 1 より視機能障害以外の手術適応に関する記述の抜粋

＜視機能障害以外の手術適応＞
勧告
• 視機能が良好であっても，眼圧低下や屈折矯正を目的として水晶体摘出術が必要なことがある．
エビデンス
• 水晶体融解緑内障に対して眼圧低下の目的で水晶体摘出術は有用である．近視，遠視，乱視の症例で屈折矯正を目的とした水晶体超音波乳化吸引術と眼内レンズ挿入術が適応になることがある．

表 4. 文献 1 よりコントラスト感度に関する記述の抜粋

＜コントラスト感度＞
勧告
• 視力が良好な白内障患者の手術時期を決定する際には，コントラスト感度を測定することが推奨される．
エビデンス
• 水晶体に混濁がある患者では，コントラスト感度が有意に低下している．コントラスト感度低下の程度は，水晶体混濁の部位によって異なる．白内障手術によってコントラスト感度は上昇する．術前にコントラスト感度が悪い患者ほど，手術後の満足度が高い．

る．ただし特殊な場合として，運転免許証取得などの具体的な目的があり，必要な視機能を白内障により得られない場合は，視力を基準にして白内障手術の適応を決定することもある（表1）．白内障の他に眼疾患を有さない場合は，多くの症例で良好な視力を得ることが可能であると報告（表2）されており，視力が極端に低下するまで手術を待機する必要はない．さらに極端に手術を待機しすぎると，水晶体起因性ぶどう膜炎，緑内障などの原因になる可能性があるとともに白内障自体が極度に進行して手術が非常に困難になることがある（表3）．しかし，手術に問題がなくとも白内障手術後には dysphotopsia，色感覚の変化，術後屈折誤差などを生じ得るため，極端に早期に手術を施行する場合は特に慎重に適応判定を行う必要があろう．

コントラスト感度

視力が良好な症例の白内障手術の適応を考える際には，コントラスト感度を測定することが推奨されており（表4），現在では保険収載もされている．白内障の性状によってコントラスト感度低下の程度が異なり（図1, 2），皮質混濁や後囊下混濁

がある症例では，視力低下が軽度であってもコントラスト感度が低下している場合がある．このような症例に手術によってコントラスト感度の改善が期待できる．したがって白内障の性状と検査結果を照らし合わせることが重要である．

グレア

白内障症例では視力が良好な場合でも，グレア光下での視力およびコントラスト感度が有意に低下していることがある（図2）．しかし，文献的には早期の白内障患者のグレアによる障害が，白内障がない症例と比較して有意に大きいという確証はなく，術前のグレアの程度と手術後の満足度についての相関関係は証明されていない[2]．そのため，視力が良好な白内障患者の手術時期を決定する際に，グレア評価については参考にとどめることが推奨されている（表5）．

自覚的視覚障害

白内障では，遠見視力が良好でも自覚的に視覚障害を訴える場合があり，手術を決断するうえで重要視する視機能障害は患者ごとに異なっている．手術時期を決定する際には，視力以外の自覚

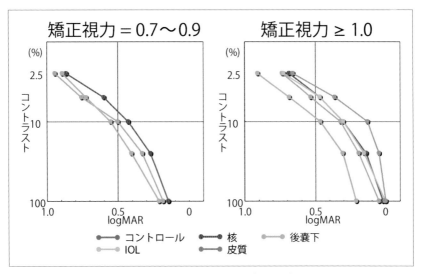

図 1. コントラスト感度（昼間視）

視力が良好でも後嚢下白内障眼では，コントラスト感度が低下している（自験例）．

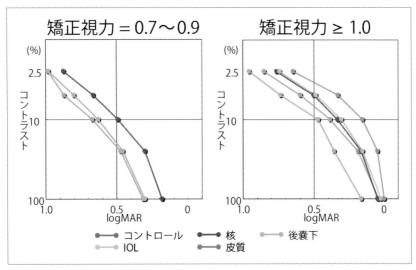

図 2. コントラスト感度（グレア光下昼間視）

グレア光負荷にて，よりコントラスト感度は低下しており，特に皮質白内障，後嚢下白内障でその傾向が認められる（自験例）．

表 5. 文献 1 よりグレアに関する記述の抜粋

＜グレア＞
勧告 • 視力が良好な白内障患者の手術時期を決定する際に，グレア評価については参考にとどめる． **エビデンス** • 水晶体に混濁が進行している人では，グレア光下での視力およびコントラスト感度が有意に低下している．早期の白内障患者のグレアによる障害が，白内障がない症例と比較して有意に大きいという確証はない．術前のグレアの程度と手術後の満足度についての相関関係は証明されていない．

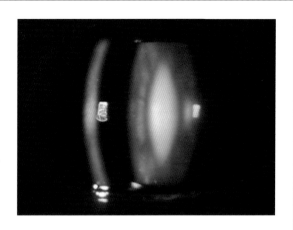

■視力低下
　●遠方視力低下
　●夕方・夜間の視力低下
■屈折の変化
　●眼鏡が合わない
　●近視化(不同視)

図 3. 核白内障

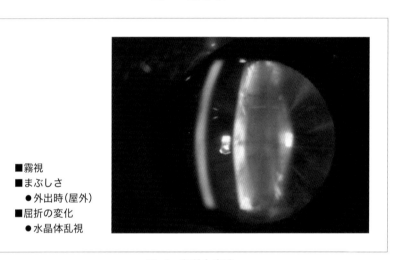

■霧視
■まぶしさ
　●外出時(屋外)
■屈折の変化
　●水晶体乱視

図 4. 皮質白内障

的な視覚障害を医療面接によって正しく把握することが必須である．また，白内障の混濁部位により自覚症状に差が出ることがある．核白内障(図3)は，核性の近視化を生じるため，遠方裸眼視力が低下する．近方裸眼視力に関しては，近視化によりむしろ上昇することがある．皮質白内障(図4)では，霧視や羞明に加えて，水晶体乱視増加による屈折変化を自覚することがある．後嚢下白内障(図5)では，視力低下のみならず，特に明るいところでの羞明感が顕著である．前嚢下白内障(図6)では，昼盲を呈することが多い．さらにこれらの組み合わせもあり(図7)，診察時に患者の訴えと水晶体の性状に矛盾がないかを慎重に判断する．

波面収差

　前述のガイドライン作成時には開発されていなかったが，近年，波面収差測定装置が普及してさまざまな疾患の診断に用いられており，白内障手術の適応決定にも有用である．波面収差とは，実際の光学系から射出される理想的な波面からのずれを示すが，波面収差測定装置はその収差を定量化する．角膜収差と水晶体収差を個々に評価して，不正乱視が角膜に起因しているのか，水晶体や眼内レンズに起因しているのかを判別できる．また，球面収差と矢状収差によって単眼三重視を生じる場合があり[3]，その場合はシミュレーショ

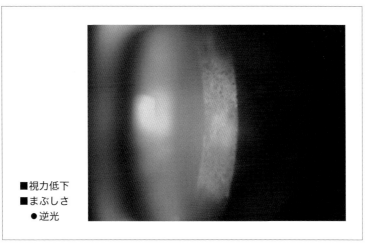

■視力低下
■まぶしさ
　●逆光

図 5. 後囊下白内障

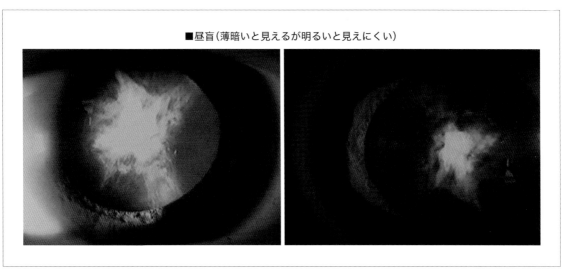

■昼盲(薄暗いと見えるが明るいと見えにくい)

図 6. 前囊下白内障

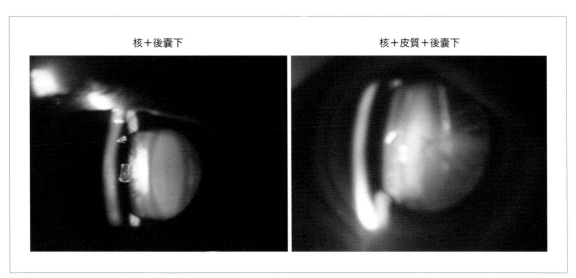

核＋後囊下　　　　　　　　　　　　核＋皮質＋後囊下

図 7. 複数の型の白内障の組み合わせ

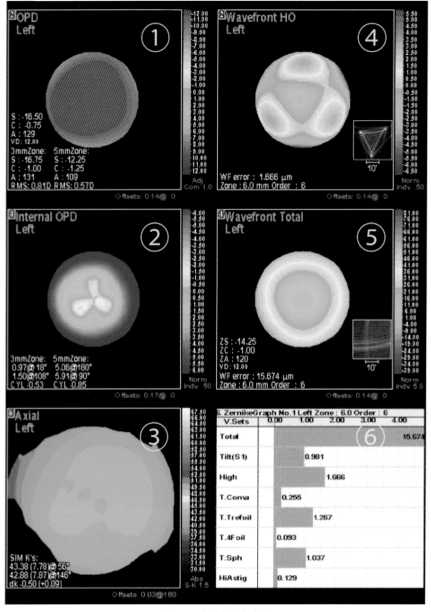

図 8. 波面収差解析
①眼球全体の屈折
②眼球全体の波面収差から角膜分を除した波面収差．主に水晶体の波面収差を
　表している．
③角膜前面の形状
④眼球全体の高次収差
⑤眼球全体の波面収差
⑥波面収差のゼルニケ解析結果

ン網膜像が白内障の手術適応決定のための検査として有用である（図 8）．

診察時の注意

　実際の診察では，自覚症状と白内障の性状・程度に矛盾がないかを注意深く観察する．そのためには，細隙灯顕微鏡検査では斜光法，徹照法の両方で水晶体の観察を行う（図 9）．また，未散瞳にて skiascopy（検影法）を行うことにより，瞳孔領内の水晶体混濁を確認することが可能である．さ

斜光法　　　　　　　　　　　　　徹照法

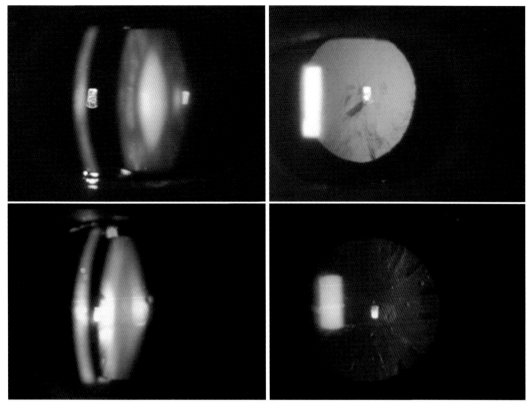

図 9. 細隙灯顕微鏡検査

らに眼底検査施行時に際して，眼底が霞んで見え
にくいというのも白内障患者の訴えを裏付けるこ
とがある.

さいごに

　前述の事項などを参考にするとともに，生活上
の不便さなどの患者の訴えと不利益発生の可能性
のバランスを考慮して手術の決定を行うことが必
要である.

文　献

1) 小原喜隆，「科学的根拠(evidence)に基づく白内
障診療ガイドラインの策定に関する研究」班：科
学的根拠(evidence)に基づく白内障診療ガイド
ラインの策定に関する研究. 日白内障会誌, **16**(別
冊号)：29-162, 2004.
　Summary　白内障の診療を科学的に解析したガ
イドライン.
2) Adamsons IA, Vitale S, Stark WJ, et al：The
association of postoperative subjective visual
function with acuity, glare, and contrast sensi-
tivity in patients with early cataract. Arch Oph-
thalmol, **114**(5)：529-536, 1996.
3) Fujikado T, Kuroda T, Maeda N, et al：Wave-
front analysis of an eye with monocular triplopia
and nuclear cataract. Am J Ophthalmol, **137**：
361-363, 2004.

MB OCULI. No. 82 : 8 - 20, 2020

特集／眼科手術の適応を考える

屈折矯正手術の適応

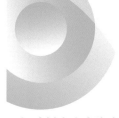

安田明弘*

Key Words : 屈折矯正手術(refractive surgery), エキシマレーザー手術(excimer laser surgery), 有水晶体眼内レンズ(phakic intraocular surgery), レーシック(laser in situ keratomileusis : LASIK), アイシーエル(implantable collamer lens : ICL)

Abstract : 屈折矯正手術は角膜屈折矯正手術と眼内レンズ屈折矯正手術に大別され，LASIK や PRK などのエキシマレーザー手術と後房型有水晶体眼内レンズの ICL が国内で承認されており，日本眼科学会が屈折矯正手術ガイドラインとして適応基準を明記している．検査データなどの他覚所見をこのガイドラインに照合していくと，エキシマレーザー手術と ICL のどちらが第一選択の術式になるか適応判断ができ，最終的には患者の仕事や趣味，生活様式，患者の希望術式などを総合評価して術式を決定する．また，単焦点眼内レンズやトーリック眼内レンズ，多焦点眼内レンズを使用して屈折矯正を兼ねる屈折矯正白内障手術も，老視年齢の屈折矯正手術の適応術式に含めて考える．屈折矯正手術が一般にも広く認知されるなか，手術を行っていない眼科にも手術相談や適応の可否を求めて患者が受診した際に，ガイドラインに沿った標準的な適応判断と手術説明ができるよう望まれる．

はじめに

近視や遠視，乱視による屈折異常を矯正する屈折矯正は，保存療法と手術療法に大別される．保存療法の代表である眼鏡やコンタクトレンズ（CL）での矯正が屈折矯正の基本であり，眼鏡や CL 装用によって何ら日常生活全般に支障を伴わない場合は，その他の屈折矯正法を考える必要はないという考えもあるが，近年屈折矯正手術の有効性と安全性のエビデンスが確立し，手術の知名度が一般に広がった結果，特別な理由がなくともただ「裸眼で生活したい」という単純な動機だけで屈折矯正手術を希望する患者も増加している現状がある．また，近年自然災害が頻発するなか，自

分が自然災害などに遭遇する万一の可能性を想定し，眼鏡や CL が使えなくなるかもしれない備えとして屈折矯正手術を希望するなど，屈折矯正手術を希望する患者の動機も変遷しつつあり，こういった患者のニーズに合わせて眼科医も適応判断への考え方を変えていく必要があると考える．2009 年 4 月に国内承認を受けたオルソケラトロジーによる近視矯正は，中央が平坦なハード CL を就寝中に装用することで角膜曲率を平坦化させる特殊な屈折矯正ではあるが，手術ではないことや，使用を中止することで可逆的であることを考えると保存療法に属すると考える．一方，手術療法は角膜屈折矯正手術と眼内レンズ屈折矯正手術に大別され，いずれの術式も近年全世界的に急速に発展してきた．屈折矯正手術のうち，日本国内で承認を受けているのはエキシマレーザー手術と後房型有水晶体眼内レンズ（ICL）手術だが，それ

* Akihiro YASUDA, 〒171-0031 東京都豊島区目白 3-4-11 ヒューリック目白2F-B めじろ安田眼科，院長

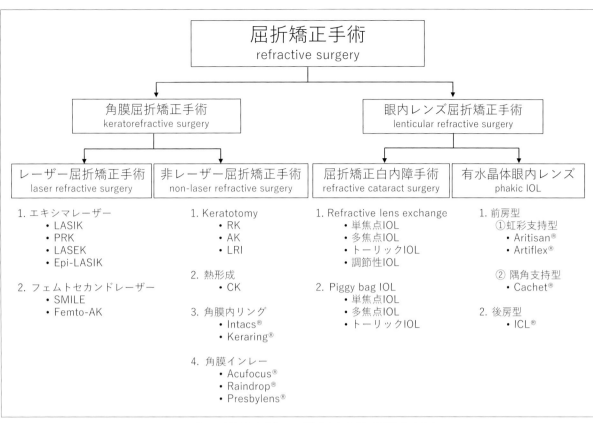

屈折矯正手術 refractive surgery			

角膜屈折矯正手術
keratorefractive surgery

眼内レンズ屈折矯正手術
lenticular refractive surgery

レーザー屈折矯正手術 laser refractive surgery	非レーザー屈折矯正手術 non-laser refractive surgery	屈折矯正白内障手術 refractive cataract surgery	有水晶体眼内レンズ phakic IOL
1. エキシマレーザー 　• LASIK 　• PRK 　• LASEK 　• Epi-LASIK 2. フェムトセカンドレーザー 　• SMILE 　• Femto-AK	1. Keratotomy 　• RK 　• AK 　• LRI 2. 熱形成 　• CK 3. 角膜内リング 　• Intacs® 　• Keraring® 4. 角膜インレー 　• Acufocus® 　• Raindrop® 　• Presbylens®	1. Refractive lens exchange 　• 単焦点IOL 　• 多焦点IOL 　• トーリックIOL 　• 調節性IOL 2. Piggy bag IOL 　• 単焦点IOL 　• 多焦点IOL 　• トーリックIOL	1. 前房型 　①虹彩支持型 　• Aritisan® 　• Artiflex® 　② 隅角支持型 　• Cachet® 2. 後房型 　• ICL®

図 1. 主な屈折矯正手術の一覧(国内未認可手術も含む)

それの適応基準について日本眼科学会が屈折矯正手術ガイドラインとして答申し適応基準を明記している[1]. また, 白内障手術と眼内レンズの進化に伴い, 白内障手術でも目標術後屈折度を明確に定め, トーリック眼内レンズを使用した乱視矯正や多焦点眼内レンズを使用した老視矯正も積極的に行われるようになったことから, 屈折矯正白内障手術(refractive cataract surgeryまたはrefractive lens exchange)という用語も生まれており, 屈折矯正を目的にした白内障手術は眼内レンズ屈折矯正手術の範疇に含まれるようになった. その他, 手術療法には国内未承認であるが諸外国で行われている small incision lenticule extraction (SMILE)や角膜内リング, 角膜インレーなどの屈折矯正手術を個人の裁量のもと国内で行っている医師もいるが(図1), 本稿では国内承認を受けた屈折矯正手術を中心に, 手術療法の適応について考える.

屈折矯正手術の種類

1. 角膜屈折矯正手術(keratorefractive surgery)

　角膜屈折矯正手術は, 角膜に手術的操作を加えて角膜曲率を変化させ屈折を矯正する手術である. 過去に行われていた放射状角膜切開術(radial keratotomy:RK)や乱視矯正角膜切開術(astigmatic keratotomy:AK)も角膜屈折矯正手術だが, 近年ではレーザー屈折矯正手術(laser refractive surgery)が主流であり, 以下のような術式が行われている.

a)エキシマレーザー手術

(i)Laser in situ keratomileusis(LASIK)

　LASIKは1990年にギリシャのPallikarisが考案した術式で[2], 角膜上皮と実質表層からなる約 $100〜160\,\mu\mathrm{m}$ の角膜フラップを作成し, 露出した角膜実質を屈折度に応じてエキシマレーザーで切除したのち, 戻した角膜フラップを自然接着させ

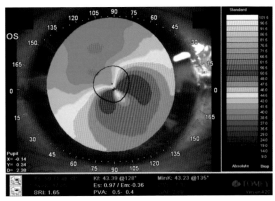

図 2. 角膜拡張症の TMS 所見

て終了する．先に行われていた photorefractive keratectomy（PRK）の欠点であった上皮剝離に伴う術後疼痛が少なく視力の回復が早いこと，術後の角膜上皮下混濁（haze）のリスクがないといった利点から，近年の屈折矯正手術の主流術式として，開発から 30 年近くの間に全世界で 4000 万眼以上の手術が行われたといわれている．屈折矯正手術は屈折異常以外の眼疾患がない健常眼への手術であり，手術効果と合併症については当然ながら術前に十分な説明をしたうえで手術同意を得る必要がある．稀ではあるが，術中の角膜フラップ関連合併症には不完全フラップ，フラップ断裂，フラップ穿孔など，術後ではフラップ皺，外傷性フラップ剝離や断裂，上皮迷入などがあり，術前データからフラップ関連合併症を生じやすい症例は適応判断の時点で見極めておく必要がある．す

なわち，フラップ作成をマイクロケラトームで行うかフェムトセカンドレーザーで行うかで若干の差異はあるが，マイクロケラトームでは極端な角膜曲率（おおよそ K<40 D，K>47 D）ではボタンホールやフリーキャップといった術中フラップ合併症を生じやすい．また，フェムトセカンドレーザーでは角膜曲率の影響は受けにくいものの，角膜実質浅層に白斑などの混濁があると混濁部のみ切開されなかったり，わずかな点状の角膜混濁でも vertical gas breakthrough を生じ不完全フラップとなったり，瞼裂幅がおおよそ21 mm 以下の狭瞼裂眼では吸引リングを装着できなかったりレーザー照射途中でリング脱を生じて不完全フラップを生じることがある．術前の角膜曲率や瞼裂幅，角膜混濁の有無も LASIK の適応判断の際に確認が必要である．その他の LASIK 術後合併症として，ドライアイの惹起，夜間に光が散乱する glare や halo，コントラスト感度低下，術後長期での屈折の戻り（regression）などのほか，重篤な合併症では角膜拡張症（keratectasia）の報告がある．角膜拡張症は医原性円錐角膜として角膜下方が突出し，不正乱視による視力低下をきたし不可逆性のため，LASIK でも最も避けるべき合併症であるが（図2），Randleman らが提唱した LASIK ectasia risk score（表1）を参考にすると[3]，術前の

表 1. Randleman による LASIK の角膜拡張症リスクスコアリング表

要因 (parameter)	点数(points)				
	4	3	2	1	0
角膜形状 (topography)	形状異常 (abnormal topography)	下方突出/経線弯曲 (Inf. Steep/SRA)		非対称形状 (ABT)	正常/対称形状 (normal/SBT)
残存ベッド厚 (RSB)	<240 μm	240〜259 μm	260〜279 μm	280〜299 μm	≧300 μm
年齢 (age)		18〜21 歳	22〜25 歳	26〜29 歳	≧30 歳
角膜厚 (CT)	<450 μm	451〜480 μm	481〜510 μm		≧510 μm
等価球面度 (MRSE)	>−14D	>−12〜−14D	>−10〜−12D	>−8〜−10D	−8D 以下

各要因の点数の合計で評価する
<点数の合計> 0〜2 点：low risk，3 点：moderate risk，4 点以上：high risk

検査データから角膜拡張症のリスクはある程度予測できるため，適応判断に重要なポイントとなる．

LASIK では角膜フラップで角膜内の三叉神経線維が切断されることから涙液分泌や瞬目低下，角膜知覚異常などからドライアイを自覚することがある．通常は術後3か月程度で軽快するが，それ以降も遷延する症例もあり，術前よりドライアイ所見を認めたり自覚症状が強い症例には，LASIK の適応は慎重に考え，手術を行う場合もドライアイ症状の悪化の可能性を十分に説明しておく必要がある．一方，CL 装用時にドライアイを自覚していた症例は，LASIK 術後にむしろドライアイから解放され自覚的に改善する傾向があるとの報告もあり[4]，筆者の実臨床でも CL 関連ドライアイ患者では，LASIK が症状の解決につながることも少なくなく，慎重判断ではあるが手術適応と考えてよい．いずれにしても LASIK の適応を考える際は，ドライアイの術前評価と説明が重要である．

（ii）Surface ablation

Surface ablation は1983年に Trockel が角膜手術に初めてエキシマレーザーを使用後，1998年に McDonald が行った PRK が原型であり現在でも行われている術式である[5]．PRK では角膜上皮のみを剥離したのち，露出したボーマン膜（または角膜実質表層）にエキシマレーザーを照射して実質切除を行うため，LASIK に比べて角膜実質をより厚く残存させることができる利点から角膜拡張症のリスクを軽減できること，角膜フラップがないため LASIK のようなフラップ関連合併症のリスクやドライアイの悪化がないことが最大の利点である．しかしながら，切除量が大きくなる強度近視眼や強度乱視眼，若年者では，術後に haze（図3）を生じるリスクがあるため，LASIK の代替として行うかは慎重な適応判断が必要となる．Haze の予防として代謝拮抗薬であるマイトマイシン C をエキシマレーザー照射後の角膜実質表面に塗布し，術後にステロイド点眼やトラニラスト点眼を数か月間投与するなどの予防処置が行われ

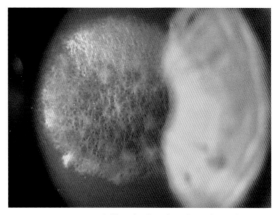

図 3．PRK 術後の角膜上皮下混濁（haze）

るが，長期のステロイド点眼によるステロイド緑内障の発症にも注意が必要であり，ステロイドレスポンダーへの surface ablation は控えるべきであると考える．

Surface ablation では，除去した角膜上皮が創傷治癒するまでの数日間疼痛を伴うことが欠点の1つである．そこで開発されたのが laser assisted sub-epithelial keratectomy（LASEK）と epipolis laser in situ keratomileusis（epi-LASIK）で，希釈エタノールで角膜上皮を剥離させる LASEK と epikeratome で角膜上皮を剥離させる epi-LASIK のいずれも，剥離した角膜上皮をエキシマレーザー照射後に上皮フラップとして整復接着させる手術手技だった（図4）．これらの術式で PRK よりも術後疼痛は減少したものの LASIK ほどではなく，再接着した上皮組織が透明治癒するには PRK よりもむしろ日数を要し視力回復が緩徐だったため，剥離した角膜上皮を再接着させずにそのまま除去してしまう LASEK や epi-LASIK も上皮切除法の異なる PRK として行われるようになった．レーザーで角膜上皮を除去する PRK では，照射領域の中央と周辺で切除効率が異なり均等にボーマン膜を露出できないこと，レーザー照射径も機種によっては6.0〜6.5 mm で照射径が8 mm 以上である wavefront 照射のようなカスタム照射に対応していないといった問題があるが，LASEK や epi-LASIK での上皮除去では広範囲にボーマン膜を均等に露出することができるため，照射径が大きく高次収差まで矯正するカスタム照射で surface ablation を行う場合は LASEK や epi-LASIK

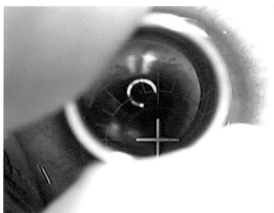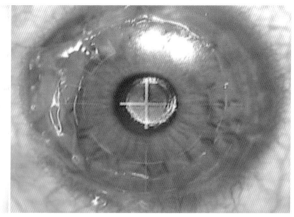

図 4. LASEK の術中所見 　　　　　　　　　　　　　　　a｜b

a：20％エタノールを 30 秒間角膜上皮に浸透させる.

b：上皮シートをフラップ状に剥離させレーザーを照射後に復位させる.

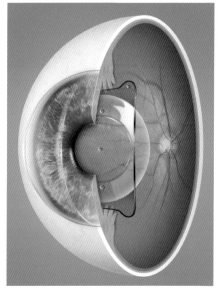

図 5. 毛様溝に固定された ICL の
シェーマ

で行う利点がある. 近年の surface ablation では
エキシマレーザーの性能向上に伴い角膜実質切除
面がより平滑になり, 術後に bandage ソフト CL
を装着させると術後疼痛を訴える患者は少なく
なったため[6], LASEK や epi-LASIK は本来の疼
痛緩和目的でなく, より正確なカスタム照射のた
めの術式と位置付けられている.

　LASIK の術後合併症である外傷性フラップ剥
離やフラップ断裂を生じるリスクのあるコンタク
トスポーツ(格闘技, 柔道, 相撲, レスリング, ラ
グビーなど)の選手は, フラップを有しない sur-
face ablation を適応とすることが多い. しかしな
がら外傷性角膜上皮剥離を生じると, 治癒後も強
い haze を生じることがあるため[7], surface abla-
tion だからといって必ずしも安全とは言いきれな
い. 国内未認可ではあるが, フェムトセカンド
レーザーを使用して作成した角膜実質片(lenti-
cule)を上皮側の小切開から引き抜いて近視を矯
正する SMILE には角膜フラップ作成も広範囲の
上皮剥離も行っていないため, コンタクトスポー
ツでの角膜外傷に最も強い可能性がある[8].

b）有水晶体眼内レンズ(phakic intraocular lens)

　有水晶体眼内レンズには前房型(虹彩支持型,
隅角支持型)と後房型があるが, 前房型は一定の
割合で角膜内皮細胞障害をきたす症例があると報
告されており本邦では承認を得ていない. 2010 年
に国内承認を受けた後房型有水晶体眼内レンズの
implantable collamer lens(ICL)(図 5)は, コラー
ゲンと HEMA の共重合体で, 高い生体適合性を
有した親水性素材で製造されている. ICL のレン
ズ長径は 4 サイズ(12.1 mm, 12.6 mm, 13.2 mm,
13.7 mm)あり, 球面度は -3～ -18 D, 円柱度
は +1.0～ +4.5 D の規格で承認されており, 術前
検査データを STAAR Surgical 社のオンライン
オーダリングシステムに入力すると, 使用する
ICL のサイズと度数が推奨される. LASIK との比
較において ICL の利点は, 最強度近視眼や強度乱
視眼まで良好な矯正精度でコントラスト感度の低
下がないこと, regression が少ないこと, ドライ

表 2. 日本眼科学会屈折矯正手術ガイドライン(第7版)によるエキシマレーザー手術の適応例と慎重例
　　　および禁忌例

1．適応例
　①年齢：18歳以上(未成年者は親権者の同意を必要とする)
　②対象：屈折が安定しているすべての屈折異常(遠視，近視，乱視)
　③近視矯正量：原則として6Dを限度とする(何らかの医学的根拠を理由に，十分なインフォームドコンセントのも
　　と10Dまで可．十分な角膜厚の残存に配慮する).
　④遠視・乱視矯正量：6Dを限度とする.
2．慎重例
　①緑内障
　②全身性の結合組織疾患
　③ドライアイ
　④向精神薬(ブチロフェノン系向精神薬など)の服用者
　⑤角膜ヘルペスの既往
　⑥屈折矯正手術の既往
3．禁忌例
　①円錐角膜
　②活動性の外眼部炎症
　③白内障(核性近視)
　④ぶどう膜炎や強膜炎に伴う活動性の内眼部炎症
　⑤重症の糖尿病や重症のアトピー性疾患など，創傷治癒に影響を与える可能性の高い全身性あるいは免疫不全疾患
　⑥妊娠中または授乳中の女性
　⑦円錐角膜疑い

アイを惹起しないこと，万一の時にはレンズの摘出や交換が可能で可逆的であることなどが挙げられる[9]．また2014年にはレンズの中心に0.36 mm径の小孔が開いたICL KS-AquaPORT®が国内承認され，それまでICLの合併症として1.6〜2.7%[10)11]に発症していた白内障の発症がなくなり[12]，瞳孔ブロックによる眼圧上昇のリスクも軽減し，より安全な手術として手術件数は増加し，2019年2月に全世界でのICL手術が累積100万眼を超えたと報告された．

日本眼科学会の屈折矯正手術ガイドライン

エキシマレーザーによるPRKの国内臨床治験が終了し，1993年6月にエキシマレーザー屈折矯正手術の適応について，第1次答申として屈折矯正手術ガイドラインが発表された．2000年1月のPRK国内承認，2006年10月の近視LASIK国内承認，2008年12月の遠視LASIK国内承認などに合わせてガイドラインは更新され，ICLが国内承認された2010年2月に発表された第6次答申[1]では，等価球面度の適応としてエキシマレーザーは球面−6Dまで(−10Dまでは慎重適応)，ICLは−6〜−15D(−15D以上は慎重適応)とし，屈

折度で適応基準を分けられた．2019年2月に更新された最新の第7次答申では，ICLの蓄積された臨床データをもとに，慎重適応でありながらも屈折矯正量が−3〜−6Dの中等度近視まで拡大され，第6次答申では禁忌とされていた円錐角膜のうち，矯正視力が良好でかつ非進行性の軽度円錐角膜についても実施に慎重を要するものとして禁忌から外された．ガイドラインが定めるその他の適応条件は表2，3の通りである．

適応判断と術式選択の考え方

日本眼科学会の屈折矯正手術ガイドラインでは，エキシマレーザー手術としてLASIKとsurface ablationを一括りにした適応を定めているが，それぞれの術式の特性から，ガイドラインに従いながらもさらに細分化した術式判断が必要となる．また，ICL手術の適応屈折度が−3Dまで引き下げられたことにより，エキシマレーザー手術とICLの適応屈折度は慎重適応まで含めると−3〜−10Dで重複するようになった．そのため，屈折のみならず，他の他覚所見や患者背景，手術の特性や合併症などについてエキシマレーザー手術とICL手術を双方について患者に情報提

表 3. 日本眼科学会屈折矯正手術ガイドライン（第7版）による有水晶体眼内レンズ手術の適応例と慎重例および禁忌例

```
１．適応例
　①年齢：18 歳以上（未成年者は親権者の同意を必要とする），老視年齢の患者には慎重に施術する．
　②対象：屈折度が安定しているすべての屈折異常（遠視，近視，乱視）
　③屈折矯正量：6D 以上の近視とし，3D 以上 6D 未満の中等度近視および 15D を超える強度近視には慎重に対応する．
２．慎重例
　①エキシマレーザー手術の慎重例①〜③（表 2 参照）
　②矯正視力が比較的良好で，かつ非進行性の軽度円錐角膜症例
　③円錐角膜疑い症例
３．禁忌例
　①エキシマレーザー手術の禁忌例②〜⑥（表 2 参照）
　②進行性円錐角膜
　③浅前房および角膜内皮障害
　④水晶体異常（混濁，亜脱臼など）
```

供し，十分な説明と同意を得たうえで術式選択をし，手術を行う必要がある．また，老視年齢では，屈折矯正白内障手術も適応選択に含めて適応を決定していく．

1．年齢での適応判断

屈折矯正手術ガイドラインでは，患者本人の十分な判断と同意を求める趣旨と late onset myopia を考慮して 18 歳以上とし，特に ICL では水晶体の加齢変化を考慮し老視年齢には慎重に実施することとされている．ちなみに ICL を販売する STAAR Surgical 社での ICL 適応年齢は21〜45歳である．エキシマレーザー手術に関して年齢での適応を考えると，Randleman の LASIK ectasia risk score（表 1）の通り LASIK での角膜拡張症のリスクは若年であるほど高いことや，surface ablation での haze のリスクも若年であるほど高くなることなどを考慮すると，職業資格取得が主目的である場合や，保存療法で矯正できないなど，よほどの理由がない限り，18〜21 歳へのエキシマレーザー手術は慎重になるべきであると考える．手術を行う場合も角膜拡張症や haze などのリスクのみならず，術後長期の regression や経年変化での視力変動の可能性を十分に説明し手術の意思を確認する必要がある．一方，45 歳以上の老視年齢については，患者が老視について十分に理解し近用鏡を装用することに同意が得られれば，必ずしも屈折矯正手術の適応外とはならない．エキシマレーザー手術と ICL のいずれでも，完全矯正として近用鏡を使用する条件，強度近視や最強度近視では −3〜−1 D 程度の軽度近視をターゲットとして手術を行い近用鏡の使用頻度を減らしたり不要にする条件，モノビジョンとする条件など，患者の希望も考慮し矯正ターゲットを決定することになる．水晶体の加齢変化による水晶体厚の増加や白内障について特に ICL では考慮することになるが，中心孔なしの ICL で 1.6〜2.7%[10)11)] に発生していた前嚢下白内障は中心孔付き ICL では白内障発症の報告がなくなったこと[12)]．水晶体厚の増加に伴い浅前房化を生じても中心孔付き ICL では瞳孔ブロックのリスクがないこと，ICL は摘出可能なため最終的には摘出と屈折矯正白内障手術を行うことにより視力を温存できることなどから，老視年齢の患者でも十分な説明に同意を得られれば，手術の適応をしてよいと考える．エキシマレーザー手術既往眼での白内障手術では眼内レンズ計算に誤差を生じる可能性があるため，将来白内障手術を受ける場合はエキシマレーザー手術を受けたことを自己申告し，Barrett True K 式や Haigis-L 式，Camellin Calossi 式，Shammas-PL 式などのエキシマレーザー手術後に対応した眼内レンズ計算式を用いてもらう必要があることを術前に説明しておく[13)]．

2．屈折矯正量での適応判断

屈折矯正手術ガイドラインで，エキシマレーザー手術では近視，遠視および乱視矯正の限度を 6 D までとしており，近視については医学的根拠をもって 10 D までは十分なインフォームドコンセントのもとで行える．一方，ICL は 6 D 以上の

近視を適応とし，3D以上6D未満の中等度近視と15Dを超える最強度近視には慎重に対応するとしている．

近視眼に対するLASIKとICLの適応については，ガイドラインの定めに従うことが望ましい．すなわち，6D以上の近視眼へのLASIKはICLと比べて矯正誤差を生じやすく，高次収差増加やコントラスト感度の低下，網膜像の縮小，ドライアイの惹起，長期のregressionなどがあり，また切除量が大きくなるほど角膜拡張症のリスクが高くなるためICLを選択することが望ましい．ガイドラインでの遠視と乱視の矯正上限は6Dであるが，近視矯正ほど矯正精度は高くなくregressionも生じやすいため，LASIKで6Dを照射しても2～3D残存することが多い．すなわち遠視と乱視の矯正精度は3D程度が限界と考え，完全矯正は困難であることを十分に説明する必要がある．一方，ICLの球面度数規格は海外では遠視度数や軽度近視度数も入手可能だが，国内では−3～−18Dの近視度数のみ承認されており，円柱度数はプラスシリンダーで＋1.0～＋4.5Dが入手可能である．円柱度数をマイナスシリンダーに換算すると（−3.0 D cyl＋4.5 D）＝（＋1.5 D cyl−4.5 D）といった混合性乱視も適応になりうる．

Surface ablationについては，同じエキシマレーザーを使用した手術とはいえ，LASIKと同条件で適応判断はできない．球面，円柱ともに矯正度が大きくなるほどhazeの発生リスクが高くなることや矯正精度が低下することを考慮し，球面度で−6D，乱視矯正を加えた等価球面度でも−6Dを超える矯正は行わないほうがいいと筆者は考える．

3．角膜厚および前房深度での適応判断

ICLにおいて角膜厚は適応基準にないが，エキシマレーザー手術では術後の角膜拡張症発症のリスクを避けるため，術前角膜厚，切除深度，角膜ベッド厚の術前確認は適応判断のうえで重要である．すなわち矯正度が大きくなるほど切除深度が大きくなり，角膜ベッド厚および残存角膜厚が薄

くなるため，矯正度に応じた切除量と残存角膜厚を計算し適応を判断する．LASIK後の角膜拡張症を防ぐには250μm以上の角膜ベッド厚が必須であるが，RandlemanらのLASIK ectasia risk score（表1）も参考に，筆者の適応基準は余裕をもってLASIKでは術前角膜厚480μm以上，術後の角膜ベッド厚300μm以上かつ術後角膜厚400μm以上，surface ablationではそれぞれ480μm，300μm，350μm以上のすべてを満たすこととしている．

角膜厚測定には従来より超音波パキメトリーを用いる方法が一般的だが，前眼部OCT（CASIA，TOMEY社）やScheimpflug角膜形状解析（Pentacam，Oculus社），スリットスキャン角膜形状解析（Orbscan，製造販売中止）などを用いると角膜厚のみならず前房深度や角膜径も同時に測定することができ，エキシマレーザー手術とICLそれぞれの適応基準を満たしているか同時に確認することができる．ICLは虹彩後方の後房〜毛様溝に固定され少なからず虹彩を前房側に押し上げるため，術前よりも前房が浅めになり，high vaultの状態では狭隅角になることもある（図6）．そのため，術前に2.8 mm以上の前房深度（角膜内皮面から水晶体表面）があることが適応条件であり，2.8 mm未満の場合は原則的にICLの適応外と考える．

4．角膜形状解析での適応判断

屈折矯正手術の適応検査では角膜形状解析を必ず行い，円錐角膜やペルーシド角膜変性症のような角膜軟化疾患の有無をスクリーニングする．また過去にPRKなどのsurface ablationやLASIKを受けた患者が，regressionに対する再手術（enhancement）を目的に受診してくることもあるが，近視手術を受けたと自己申告した患者の角膜形状解析が遠視手術後の角膜形状のパターンだったということもあるので，角膜形状解析で過去の手術での照射パターンや偏心照射の有無，角膜拡張症の有無などを確認する．角膜形状解析装置を設置していない施設の場合は，オートケラト

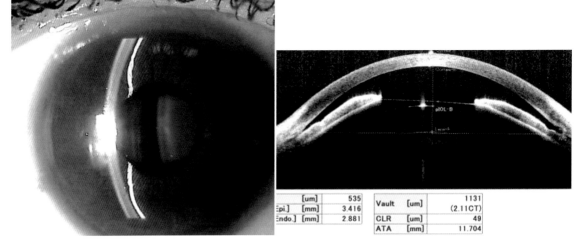

図 **6**. High vault を呈した ICL   a│b

a：虹彩が前方移動し浅前房となっている.

b：前眼部 OCT で 1,131 μm，2.11CT の high vault が確認される（corneal thickness：CT）.

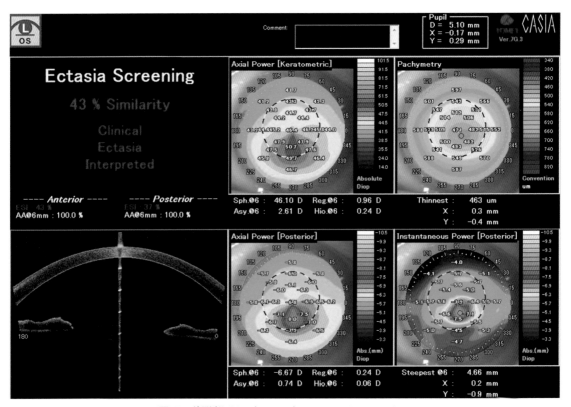

図 **7**. 前眼部 OCT（CASIA）での ectasia screening

メーターでの角膜曲率が 41 D 以下のように小さい場合は近視手術後，47 D 以上のように大きい場合は遠視術後が疑われる大まかな傾向を示すため，スクリーニングとして参考になる.

　適応検査において，エキシマレーザー手術では円錐角膜は疑いでも禁忌である．TMS（Tomey 社）などでの円錐角膜スクリーニング表示が参考になるが，偽陽性や偽陰性のこともあるため最終的には医師の判断で診断する（図7）．また，ドライアイで角膜上皮障害を生じている場合や，狭瞼裂の患者などは角膜前面形状の下方が急峻になっていることがあり偽陽性となりやすいので，治療

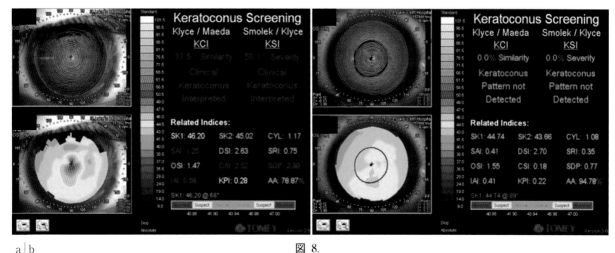

a | b 　　　　　　　　　　　　　図 8.
a：円錐角膜スクリーニングが陽性となったドライアイ角膜上皮障害
b：点眼治療後に角膜形状は改善した.

後に再検査を行う（図 8）. 円錐角膜が疑われる場合，CASIA や Pentacam，Orbscan などで角膜後面形状も確認し，正常形状を逸脱していないか確認のうえで適応判断を行う. 特に角膜後面の ele-vation が増加している場合や下方に偏位している場合は要注意である.

　ICL では，矯正視力が良好でかつ非進行性の軽度円錐角膜については慎重適応として手術可能である. 軽度の円錐角膜であれば，ハード CL でなくソフト CL や眼鏡で矯正していた患者が多いが，ハード CL 装用者の場合は ICL の術後に残存する不正乱視のため，術前のハード CL での見え方に劣る可能性を説明する.

　円錐角膜に屈折矯正白内障手術を行う場合は，コントラスト感度が低下する回折型多焦点眼内レンズの使用は控えるべきと考える. 本来なら単焦点眼内レンズの使用が望ましいが，患者が多焦点眼内レンズを希望し軽度円錐角膜であれば，コントラスト感度が低下しにくく，矯正誤差や残余乱視の影響を受けにくい分節性屈折型眼内レンズや焦点深度拡張型眼内レンズの使用を検討する. トーリック眼内レンズを使用する場合は，不正乱視成分が含まれないようにフーリエ解析の正乱視成分を参考に度数計算する.

適応判断の実際

　エキシマレーザー手術と ICL の適応判断は，他覚的検査データをもとに，どちらの術式に適応があるのか，両術式ともに適応がある場合はどちらの術式のほうがより向いているのかを明確にして患者への説明を始める. この際，説明をする医師やカウンセリング担当者が術式選択について「どちらでも選択できますよ」といった曖昧な勧め方をすると患者は悩んで選択できないため，他覚的検査データと患者背景，患者の希望術式などを参考に，適応の優先順位を明確にしたうえで説明することで，効率的に手術説明やカウンセリングを行うことができ，患者も術式の違いを理解し選択しやすくなる. 多くの患者が，初めて受診するまでの間に LASIK や ICL などについてインターネットや知人の話などで事前調査しており，術式の希望をもって受診することも少なくないため，適応術式と患者の希望術式が一致すれば円滑に術式を決定できる. 一方，他覚的検査データに基づく適応術式と患者の希望術式が一致しない場合は，データを参照しながら，なぜ希望する術式が適応外なのかを論理的に説明し，患者の仕事や趣味，生活様式など患者背景に十分理解を示しながら適応となる術式の利点をわかりやすく説明することで，納得して手術選択していただきやすくなる. どちらの術式も選択可能な場合も，ガイドラインでの適応術式と慎重適応術式に基づいてどちらかの手術に適応の優位性を持たせて手術説明を行ったほうが，理路整然と両術式の違いが伝わり

やすくなり，患者自身が術式選択に迷いにくくなる．

再手術の術式選択の考え方

　PRK が国内認可された 2000 年からすでに 19 年以上経過したが，その以前から未認可で PRK や LASIK を行っていた国内施設や海外で手術を受け，術後 20 年以上経過した患者も多数存在する．経年変化や regression による視力低下に対して屈折矯正手術の再手術を希望する患者も少なくないため，再手術の適応判断や術式選択についての考え方を述べたい．

　PRK や LASIK などのエキシマレーザー手術後の再手術を希望する患者が受診した際，まずは初回手術の術式を確認する．他院で受けた手術の場合，手術情報が入手できないことが多いため患者への問診も参考にはなるが，必ずしも記憶が正確でないことも多く，他覚的検査にて見極めていく．細隙灯顕微鏡所見で LASIK の術後ではフラップのエッジの瘢痕が確認できることが多いが，フェムトセカンドレーザーで作成されたフラップに比べ，マイクロケラトームで作成されたフラップはエッジが確認しづらいことがある．その場合フルオレセインで染色すると，フラップのエッジにフルオレセインが pooling し確認しやすくなる．また近視照射の場合，PRK と LASIK のいずれでもフルオレセインがレーザー照射縁に円形の境界線を呈するため，近視矯正の角膜屈折矯正手術の既往を他覚的に確認しやすくなる．角膜形状解析では中央に円形の平坦部があれば近視の矯正，楕円形の平坦部があれば近視性乱視の矯正，中央突出形状であれば遠視の矯正の術後であることが判別でき，同時に偏心照射や角膜拡張症の有無も確認できるため有効である．前眼部 OCT を所有している施設では，フラップの有無だけでなく，フラップ厚と角膜ベッド厚を測定することも可能である．レーザー角膜屈折矯正手術の再手術は原則的に初回手術と同じ術式で行う．再手術術後に 250 μm 以上の角膜ベッド厚が残せ

る計算であれば，LASIK の再手術は LASIK がよい．フラップは術後何年経過していても同じフラップを再剥離(lifting)することができるので，フラップ厚が 100 μm 以上あれば lifting での再手術を計画する．フラップが 100 μm 未満での lifting も可能ではあるが，フラップ断裂や，術後の上皮迷入(epithelial ingrowth)のリスクが高くなるので，マイクロケラトームでのフラップ再作成(recut)またはフラップ上への PRK での再手術を検討する[11]．フェムトセカンドレーザーでの recut は，フラップ層間への gas break-through を生じる可能性があり筆者は行わないが，もし行う場合は既存フラップが recut のフラップの中に完全に収まるように，すなわち既存フラップよりも厚く大きく作成する必要がある．再手術後に角膜ベッド厚が 250 μm，中心角膜厚が 350 μm 温存できない場合は，エキシマレーザーでの再手術は適応外となる．この場合，ICL の規格(球面 −3 D，乱視 +1 D から)で矯正できる残余屈折異常の場合は，ICL での enhancement も検討可能である．また既に白内障を生じている場合や老視年齢の場合は，角膜厚にかかわらず屈折矯正白内障手術での enhancement も選択の 1 つとなる．

　ICL は regression が少なく，周術期を過ぎて安定したのちに再手術が必要になることは少ないが，術後早期に度数ずれで視力不良の場合，サイズ不適による low vault や high vault が臨床的に問題となる場合は度数やサイズを変更するために入れ替え手術を検討する．また，度数ずれで入れ替え手術を行わない場合や，術後の regression などで視力低下をきたした場合は，ICL を眼内に留置したまま LASIK などのエキシマレーザー手術で矯正する方法も可能である．

職業選択と屈折矯正手術

　接客業などで眼鏡使用が禁止されている職種では，就業中に CL を使用したり屈折矯正手術を受けて裸眼視力を向上させたりと，個人の選択で矯正方法を工夫している．一方，職業選択に裸眼視

力の下限が決められているものの屈折矯正手術が認められていない職種もある．職業資格のために視力の基準を設けている職種でも，屈折矯正手術の可否が曖昧なことも多く，問い合わせても担当者がLASIKとICLの違いすら把握してないところも多い．ちなみに米国では2007年に軍のパイロットやNASAの宇宙飛行士へのLASIKが明確な適応基準のもとに認可されている．本邦で視力の基準が設けられている職業としては，特殊公務員（自衛官，防衛大学校，防衛医科大学校，警察官，刑務官，消防士，皇宮護衛官など），操縦職（鉄道，大型海技士，小型船舶操縦士，水先人），航空関係（定期運送用操縦士，事業用操縦士，自家用操縦士，航空管制官，客室乗務員），公営競技（競馬騎手，競輪，競艇，オートレース）などがある．このような業種の従事者または資格志向者が屈折矯正を希望して受診した場合は，患者自身で職場あるいは資格受験先に問い合わせ，屈折矯正手術の可否および資格基準に屈折矯正手術が該当するかの確認を促す．

おわりに

1983年にTrockelが初めてエキシマレーザー角膜手術を行い1990年に米国でPRKが承認，日本では2000年に承認された．また，1993年から開発が始まったICLは1997年に欧州CEマークの承認を獲得し，その後2002年に韓国，2005年に米国，2006年に中国で承認され，日本での承認は2010年だった．エキシマレーザー手術もICLも，臨床治験を経たのち諸外国に遅れて国内承認を受けたが，自由診療で行われる屈折矯正手術は，国内承認に先行して，特に眼科専門医資格を持たない医師や利潤追求型クリニックによる量産的な屈折矯正手術が行われてきた経緯があり，また一部の術後患者の不具合例も散見されたため，今なお屈折矯正手術に否定的な考えを持った眼科医も少なくない．社会経済の低迷や屈折矯正手術に対する風評などの影響もあり国内のLASIK件数は2008年をピークに減少しており屈折矯正手術か

ら撤退したクリニックも少なくない状況で，今まさに眼科専門医が主導的な立場で適切な屈折矯正手術を行える環境になっている．ICLは国内では認定制度のもと安全な手術の遂行がメーカーにより管理されており，近年では国内のみならず世界的にICLを希望する患者が増加し，2019年2月には世界でのICL手術数が100万眼を超えたと報告されている．ICLは白内障手術に類似した手技の内眼手術のため，白内障手術を執刀できる医師であれば手術は難しくなく，今後は屈折矯正手術を専門とする医師のみならず白内障術者を中心にICLを開始する医師が増えると予想されるが，どの施設で手術を受けても標準的で安全な手術が施行されるべきであり，日本眼科学会の屈折矯正手術ガイドラインがその標準的な適応基準となると考える．屈折矯正手術が一般にも広く周知されてきたなか，手術を行っていない眼科にも手術相談や適応の可否の判断を求めて受診する患者が今後ますます増えていくと予想される．屈折矯正手術は，膨大なエビデンスに基づいて発展し国内承認も受けている有効な術式であり，診察をする医師の客観的な印象で説明するべきでなく，日本眼科学会の屈折矯正手術ガイドラインに基づいて，他覚所見や患者の生活様式から適応の可否を判断し，患者に適切な説明を行うことが望ましいと考える．

文　献

1) 日本眼科学会屈折矯正委員会：屈折矯正手術のガイドライン（第7版）．日眼会誌，**123**：167-169，2019．
   Summary 日本眼科学会ホームページからも閲覧でき，屈折矯正手術の適応の基本概念が記載されている．
2) Pallikalis IG, Papatzanaki ME, Stathi EZ, et al：Laser in situ keratomileusis. Laser Surg Med, **10**(5)：463-468, 1990.
3) Randleman JB, Trattler WB, Stulting RD：Validation of the ectasia risk score system for preoperative laser in situ keratomileusis screening.

Am J Ophthalmol, **145**(5)：813-818, 2008.

Summary LASIK 後の角膜拡張症の危険因子を
スコア化した適応判断の参考に有用な文献.

4）Price MO, Price DA, Bucci FA Jr, et al：Three-Year Longitudinal Survey Comparing Visual Satisfaction with LASIK and Contact Lenses. Ophthalmolog, **123**(8)：1659-1666, 2016.

5）Krueger RR, Rabinowitz YS, Binder PS：The 25th anniversary of excimer lasers in refractive surgery：historical review. J Refract Cataract Surg, **26**(10)：749-760, 2010.

6）Shetty R, Dalal R, Nair AP, et al：Pain management after photorefractive keratectomy. J Cataract Refract Surg, **45**(7)：972-976, 2019.

7）Gomes BA, Smadja D, Espana EM, et al：Very late-onset corneal scar triggered by trauma after photorefractive keratectomy. J Cataract Refract Surg, **38**(9)：1964-1697, 2012.

8）Lee JK, Chuck RS, Park CY：Femtosecond laser refractive surgery：small-incision lenticule extraction vs. femtosecond laser-assisted LASIK. Curr Opin Ophthalmol, **26**(4)：260-264, 2015.

9）Igarashi A, Kamiya K, Shimizu K, et al：Visual performance after implantable collamer lens implantation and wavefront-guided laser in situ keratomileusis for high myopia. Am J Ophthalmol, **148**(1)：164-170, 2009.

Summary LASIK に優る ICL の術後視機能を比較した文献.

10）Alfonso JF, Lisa C, Abdelhamid A, et al：Three-year follow-up of subjective vault following myopic implantable collamer lens implantation. Graefes Arch Clin Exp Ophthalmol, **248**(12)：1827-1833, 2010.

11）Sanders DR, Doney K, Poco M：United States Food and Drug Administration clinical trial of the Implantable Collamer Lens(ICL)for moderate to high myopia：three-year follow-up. Ophthalmology, **111**(9)：1683-1692, 2004.

12）Packer M：Meta-analysis and review：effectiveness, safety, and central port design of the intraocular collamer lens. Clin Ophthalmol, **10**：1059-1077, 2016.

13）張 佑子, 稗田 牧：角膜屈折力からみた IOL 度数計算のコツ：LASIK 眼(Flat な場合). MB OCULI, **63**：47-56, 2018.

14）Schallhorn SC, Venter JA, Hannan SJ, et al：Flap lift and photorefractive keratectomy enhancements after primary laser in situ keratomileusis using a wavefront-guided ablation profile：Refractive and visual outcomes. J Cataract Refract Surg, **41**(11)：2501-2512, 2015.

MB OCULI. No. 82：21−26, 2020

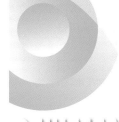

角膜移植の適応

OCULISTA

横川英明*¹　小林　顕*²

Key Words : 角膜移植の適応疾患(indications in keratoplasty)，前部層状移植(anterior lamellar keratoplasty：ALK, deep anterior lamellar keratoplasty：DALK)，角膜内皮移植(Descemet's stripping automated endothelial keratoplasty：DSAEK, Descemet membrane endothelial keratoplasty：DMEK)，全層角膜移植(penetrating keratoplasty：PKP)

Abstract : 角膜移植はおおまかに，①眼表面再建，②前部層状移植(ALK，DALK)，③角膜内皮移植(DSAEK，DMEK)，④全層角膜移植(PKP)，⑤人工角膜，に分類される．現在行われている角膜移植件数の過半数が角膜内皮移植である．角膜移植を計画するにあたり，傷害されている層を見極めて，適切な術式を選択する．前部層状移植は，レシピエントの内皮が正常な疾患が適応となる．角膜内皮移植は，水疱性角膜症に対する第一選択の術式である．全層角膜移植は，角膜穿孔や感染性角膜炎などの重篤な角膜疾患において威力を発揮する．

角膜移植の分類

角膜移植はおおまかに図1のようなカテゴリーに分類される[1]．①眼表面再建，②前部層状移植(anterior lamellar keratoplasty：ALK, deep anterior lamellar keratoplasty：DALK)，③角膜内皮移植(Descemet's stripping automated endothelial keratoplasty：DSAEK, Descemet membrane endothelial keratoplasty：DMEK)，④全層角膜移植(penetrating keratoplasty：PKP)，⑤人工角膜．2005年以降に角膜内皮移植の普及が進み，現在では角膜内皮移植が全角膜移植件数の過半数を占める(図2)[2)3)]．

角膜移植を計画するにあたっては，それぞれの患者において，角膜疾患がどのくらい視力に影響しているかを評価し，角膜移植以外にも視力を回復する方法がないかを検討する．術前に，病歴チェック，視力，眼圧，スリットランプ，角膜検査(角膜形状解析，前眼部光干渉断層計，スペキュラーマイクロスコピー，共焦点顕微鏡)，眼瞼，涙液，前房深度，水晶体，眼底，緑内障の評価，他眼の評価を行う．角膜の傷害されている層を見極めて，適切な術式を選択する(図1)．角膜移植後は，長期的なリスク(続発緑内障や拒絶反応，感染性角膜炎，内皮機能不全，外傷性眼球破裂など)が少なからず存在するため，生涯にわたる管理を要する．

眼表面再建

眼表面の環境を整える手技として，羊膜移植，涙点閉鎖，ターソラフィ，治療用SCL連続装用などが挙げられる．また，ケラトエピテリオプラスティー，アロ輪部移植，培養角膜上皮細胞シート移植，培養口腔粘膜上皮細胞シート移植などの術式が報告されている．

*¹ Hideaki YOKOGAWA, 〒920-8641　金沢市宝町13-1　金沢大学眼科
*² Akira KOBAYASHI, 同

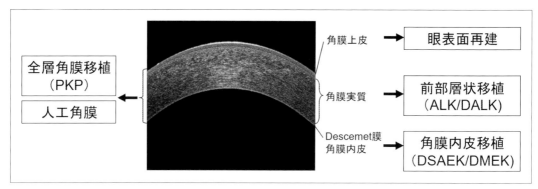

図 1. 角膜移植のカテゴリー分類

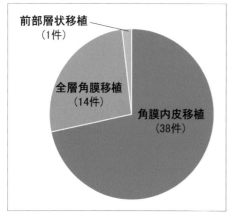

図 2. 角膜移植の件数（金沢大学 2018 年）

前部層状移植（ALK，DALK）

　PKP に比較しての前部層状移植（ALK，DALK）の利点は，レシピエントの内皮が温存され，内皮型拒絶反応が起こらないということである．また，クローズドサージャリーのため術中脈絡膜出血のリスクが低い．さらに保存角膜の使用が可能である．欠点としては，表層剥離や Descemet 膜露出の手技の難易度が高いことと，インターフェースの存在のために視力が制限される可能性があることである．

　ALK，DALK ともにレシピエントの内皮が正常な疾患が適応となる．ALK は実質の中層までを移植する術式で，適応疾患の代表は非感染性角膜

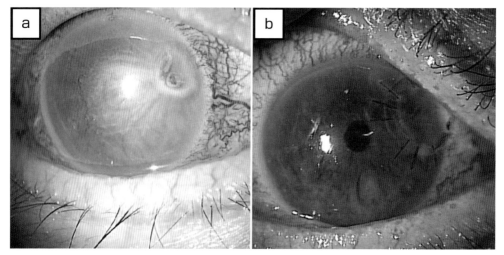

図 3. 角膜穿孔（周辺部）に対する治療的 ALK
　a：62 歳，男性．右角膜の周辺部が穿孔しており，前房は消失していた．GVHD による重症ドライアイを伴っていた．
　b：本症例に対して，直径 5.0 mm の表層グラフトを使用した治療的 ALK および涙点閉鎖を行った．

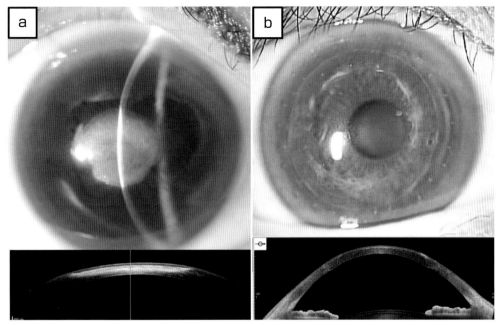

図 4. 実質瘢痕に対する DALK
a：44歳，女性．右角膜の中央に感染性角膜炎後の実質瘢痕が認められた．前眼部 OCT で
実質の半層以上に及ぶ混濁が確認された．
b：本症例に対してビッグバブル法による DALK を行い，その数年後に抜糸を行った．

穿孔や角膜輪部デルモイドである．角膜穿孔は，緊急の治療を要する状態であり，感染の有無，部位，サイズを評価して治療法を選択する[1]．非感染性の角膜穿孔が角膜周辺部にある場合，治療的 ALK（図3）あるいは羊膜スタッフが行われる．角膜穿孔の原因として眼表面環境の問題（涙道疾患，ドライアイ，兎眼，抗がん剤使用など）がある場合は，それらへの対処も行う．

一方，DALK は Descemet 膜付近までの実質を移植する術式であり，適応疾患の代表は実質瘢痕（図4）や円錐角膜である．円錐角膜の場合，突出が高度で，他の治療法（眼鏡装用，CL 装用，クロスリンキング，角膜内リング，白内障があれば白内障手術）で視力向上が難しいときに DALK（または PKP）が考慮される．格闘技をするなど外傷の危険がある症例には DALK（または PKP）は禁忌である．急性水腫の既往がある場合は，DALK でホストの実質と Descemet 膜をビッグバブル法などで分離する際に Descemet 膜が穿孔しやすい．

角膜内皮移植（DSAEK，DMEK）

PKP に比較して角膜内皮移植（DSAEK，

DMEK）は，クローズドサージャリー，外傷に強い，縫合糸関連の合併症なし，拒絶反応リスク低下，短期間での良好な視力回復など，多くの利点を持つ．そのため，水疱性角膜症に対しては，現在では角膜内皮移植が第一選択の術式となっている．

DSAEK は，厚さ $100\,\mu\mathrm{m}$ 程度のドナーグラフトを移植する術式であり，（0.6～0.8）程度の視力が得られる．DMEK に比較して DSAEK のほうが難易度やグラフト接着など安全性の面でやや有利である．角膜内皮移植の適応疾患の最近の動向として，レーザー虹彩切開術後水疱性角膜症が減少し，DSAEK 後内皮機能不全例（図5）や濾過手術後水疱性角膜症などの複雑症例が増加している[5]．

一方，DMEK は，$20\,\mu\mathrm{m}$ 程度のドナーの Descemet 膜内皮シートのみを移植する術式であり早期に（1.0）程度のさらに良好な視力が期待できる．DMEK の適応疾患の代表は Fuchs 角膜内皮ジストロフィである（図6）．

全層角膜移植（PKP）

水疱性角膜症に対する治療は，PKP から角膜内

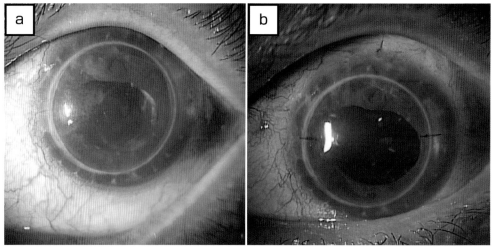

図 5. DSAEK 後内皮機能不全に対する DSAEK

　a：55 歳，男性．左眼はもともと眼外傷の既往があり，PKP や DSAEK の治療歴があった．
　　眼内レンズ亜脱臼を伴っていた．

　b：本症例に対して DSAEK＋眼内レンズ強膜内固定＋硝子体手術を施行したところ，角膜
　　は透明化した．

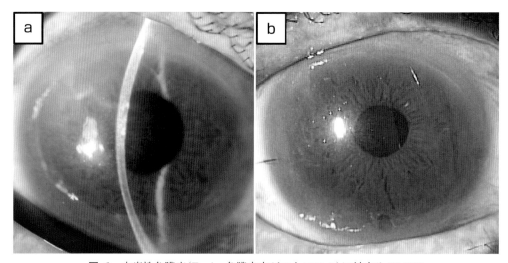

図 6. 水疱性角膜症（Fuchs 角膜内皮ジストロフィ）に対する DMEK

　a：75 歳，男性．右角膜の実質浮腫が認められた．内皮面に Fuchs 角膜内皮ジストロフィに
　　特徴的な guttae が存在した．

　b：本症例に対して DMEK を施行したところ，角膜は透明化した．

皮移植に取って代わられた．しかし，いまだに PKP は重要な術式であり，重篤な角膜疾患において威力を発揮する．PKP の適応疾患の代表は，円錐角膜，実質瘢痕，角膜穿孔（図 7），薬物でコントロールできない感染性角膜炎（図 8），PKP 移植片機能不全である．PKP の問題点として，予測しにくい術後屈折（近視，遠視，高度乱視），縫合糸関連トラブル，ステロイド長期使用による易感染性，拒絶反応のリスク，続発緑内障，眼球の脆弱性が挙げられる．特に PKP 後外傷性眼球破裂は発生率 1.28〜5.8％で，失明に直結する深刻な問題であり（図 9）[6]，PKP 適応決定の際には考慮すべき問題である．

人工角膜

　人工角膜には，Boston Kratoprosthesis や歯根

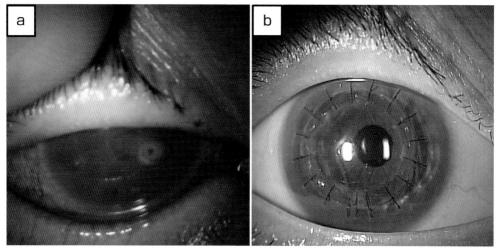

図 7. 角膜穿孔(傍中心部)に対する治療的 PKP

a：62歳，女性．右角膜の傍中心部が穿孔しており，前房は消失していた．涙嚢炎と，膠原病
による重症ドライアイが存在した．

b：本症例に対してまず涙嚢摘出を行い，その2日後に治療的 PKP(tectonic PKP)を行い，さ
らにその9か月後に白内障手術を行った．

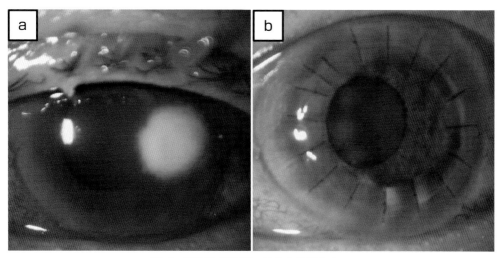

図 8. 真菌性角膜炎に対する治療的 PKP

a：77歳，男性．左眼に真菌性角膜炎があり，薬物治療に抵抗した．

b：本症例に対して治療的 PKP を行うことで，感染巣を除去することができた．

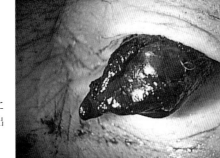

図 9.
PKP 後の外傷性眼球破裂
85歳．女性．左眼に PKP の既往があり，転倒に
より外傷性眼球破裂を生じた．高度の脈絡膜出
血のために眼球内容物が脱出していた．

部利用人工角膜などがある．これらの人工角膜
は，複数回の PKP 移植片機能不全や瘢痕性角結
膜上皮症など PKP で見込みのない症例に対して
のみ行われる．

まとめ

　現時点での，角膜移植の各種術式について解説
した．新しい角膜移植として，円錐角膜に対する
Bowman 層移植[7]や，水疱性角膜症に対する角膜
内皮細胞注入療法[8]が報告されており，今後普及
する可能性もある．このように医療技術の発展に
伴って，角膜移植の適応はアップデートされ続け
ると思われる．

文　献

1) Hannush SB：Preoperative considerations and decision-making in keratoplasty. Cornea(Krachmer JH, Mannis MJ, Holland EJ, eds), Elsevier Mosby, Philadelphia, pp. 1321-1325, 2011.
   Summary　角膜の代表的な教科書．
2) Nishino T, Kobayashi A, Yokogawa H, et al：Changing indications and surgical techniques for keratoplasty during a 16-year period(2003 to 2018)at a tertiary referral hospital in Japan. Clin Ophthalmol, **13**：1499-1509, 2019.
3) Eye bank association of America. 2018 Eye banking statistical report.
4) Yokogawa H, Kobayashi A, Yamazaki N, et al：Surgical therapies for corneal perforations：10 years of cases in a tertiary referral hospital. Clin Ophthalmol, **8**：2165-2170, 2014.
5) Nishino T, Kobayashi A, Yokogawa H, et al：A 10-year review of underlying diseases for endothelial keratoplasty(DSAEK/DMEK) in a tertiary referral hospital in Japan. Clin Ophthalmol, **12**：1359-1365, 2018.
6) Murata N, Yokogawa H, Kobayashi A, et al：Clinical features of single and repeated globe rupture after penetrating keratoplasty. Clin Ophthalmol, **7**：461-465, 2013.
7) Tong CM, van Dijk K, Melles GRJ：Update on Bowman layer transplantation. Curr Opin Ophthalmol, **30**：249-255, 2019.
8) Kinoshita S, Koizumi N, Ueno M, et al：Injection of Cultured Cells with a ROCK Inhibitor for Bullous Keratopathy. N Engl J Med, **378**：995-1003, 2018.

MB OCULI. No. 82 : 27 − 34, 2020

特集／眼科手術の適応を考える

緑内障濾過手術の適応

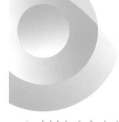

川瀬和秀*

Key Words : 濾過手術(filtration surgery)，線維柱帯切除術(trabeculectomy)，EX-PRESS®，バルベルト®緑内障インプラント(Baerveldt® glaucoma implant)，アーメド緑内障バルブ(Ahmed glaucoma valve)

Abstract : 緑内障の手術治療は流出路手術と濾過手術，毛様体破壊術がある．それぞれの患者において生涯にわたり QOL，QOV を維持させるための治療計画の中で，どのタイミングでどんな手術を選択するかということは非常に大切である．その中で，濾過手術は眼圧下降効果と視野維持効果において最も有用であり，必須の手術である．現在行われている濾過手術には，線維柱帯切除術の他にチューブシャント手術(プレートのないもの)として EX-PRESS®，チューブシャント手術(プレートのあるもの)として，バルベルト®緑内障インプラントとアーメド緑内障バルブがある．それぞれの利点と欠点を理解したうえで，適切な時期に適切な手術を施行していくことが重要である．

はじめに

　緑内障の手術治療には，流出路再建術と濾過手術および毛様体破壊術がある(表 1)．流出路再建術は，線維柱帯切開術にはじまる前房とシュレム管の間の線維柱帯の抵抗を除くことで眼圧下降を得る方法である．房水は生理的な流出路を維持するため眼圧下降効果には限界があるが，術後の低眼圧や濾過胞感染といった危険はない．濾過手術は，強角膜輪部あるいは毛様体扁平部に小孔を形成し，前房や後房と結膜下組織の間に新たな房水流出路を作成する手術手技である．代表的な線維柱帯切除術の他に，全層濾過手術，非穿孔性線維柱帯切除術，毛様体扁平部濾過手術，チューブシャント手術(プレートのないものとプレートがあるもの)などが挙げられる．

　濾過手術後，結膜下に導かれた房水によって濾過胞が形成される．濾過胞後の流出経路の詳細は

表 1. 緑内障の手術治療

流出路再建術	隅角癒着解離術
	線維柱帯切開術
	Trabectome, Kahook dual blade, suture trabeculotomy, マイクロフック, iStent
濾過手術	線維柱帯切除術，全層濾過手術，非穿孔性線維柱帯切除術，毛様体扁平部濾過手術
	チューブシャント手術(プレートのないもの)：EX-PRESS®
	チューブシャント手術(プレートのあるもの)：バルベルト®緑内障インプラント，アーメド緑内障バルブ
毛様体破壊術	レーザー破壊術(経強膜法，眼内法)，冷凍凝固術

明らかになっていないが，一方で，毛様体破壊術は房水産生を抑制して眼圧を下降させるため房水の眼内循環の低下により眼球癆になる危険もある．いずれにしても前眼部の栄養を補給する前房水の流れを低下させることは眼にとって良いはずがない．これらの緑内障手術治療の中で，濾過手術は効果的に眼圧を下降させる唯一の方法であ

* Kazuhide KAWASE, 〒501-1194　岐阜市柳戸 1-1　岐阜大学大学院医学系研究科眼科学，臨床教授

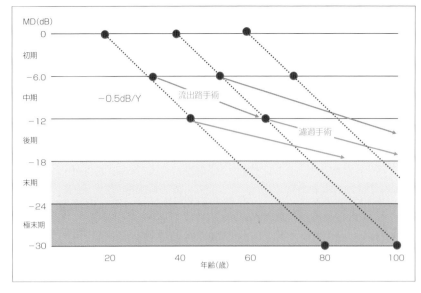

図 1.
年齢と視野障害
MD スロープ −0.5 dB/Y の進行でも 40 年すると −20 dB 進行する．−20dB を下回ると QOL の低下を認める．

る．しかし，手術自体よりも術後の管理により術後眼圧が変わり，視機能の予後も大きく異なることになる．また，濾過量が多すぎる場合は，低眼圧黄斑症により変視や視力低下をもきたし，濾過胞の壁が薄い場合は生涯にわたる術後感染症の危険を伴う．場合によっては，術中の脈絡膜下出血や術後の出血が硝子体に回った場合，高度の視力低下をきたすこともある．ハイリスク・ハイリターンの手術でもある．このため，濾過手術の適応や手術のタイミングは良く考えて行う必要がある．いずれにしても，緑内障は眼科を代表する慢性疾患であるとともに決定的な治療法がない疾患でもある．病期や年齢を考慮して，現在使用可能な点眼治療と手術治療を総合的に判断して，生涯にわたる治療スケジュールを組み立てていくことが大切である．

濾過手術の適応

前述のように濾過手術は，ある程度の術後のリスクを伴う手術である．このため流出路手術で時間を稼ぐことができる時期であれば濾過手術を行う．しかし，流出路再建術は，ときに術後スパイクによる眼圧上昇のコントロールが難しく，眼圧調整成績は濾過手術に及ばない．緑内障による視野障害の進行抑制において，眼圧は 1 mmHg でも低いほうが好ましいことや，線維柱帯切除術の視野改善・維持効果に関しては既に報告されてい

る[1]ことを踏まえると，患者の視野維持を最優先に考えれば，濾過手術が選択されることになる．濾過手術に踏み切る状態としては，年齢と視野障害の程度，使用可能な点眼下での眼圧コントロールが不可能な場合の他にもさまざまな因子がある．

1．視野病期と年齢（図 1）

緑内障の治療の目的は，生涯にわたり患者の QOL を維持することである．一般に，MD 値が −20 dB を下回ると日常生活に不自由を感じるといわれている[2]．点眼で眼圧が 15 mmHg 前後でコントロールされている緑内障の視野障害の MD スロープは −0.5 dB/Y 程度である．しかし，眼圧コントロールが悪いと MD スロープは簡単に −1.0 dB/Y を超える．逆に，濾過手術により眼圧が低く保たれていても視野障害はゆっくりと進行することもある．MD が −5 dB の症例でも MD スロープが −0.5 dB/Y で 40 年後には −25 dB と極末期の視野障害となる．つまり，20 歳で −6.0 dB 程度の視野障害でも −0.5 dB/Y の視野障害の進行で経過観察することは危険であると考えられる．20 歳前後で視野障害初期であれば，流出路手術を行ってから濾過手術を行うプランも可能であるが，MD が −12 dB より悪い後期であれば濾過手術を選択すべきである．ましてや，眼圧コントロールが悪い場合には，より初期の段階で濾過手術が必要となる．人生 100 年時代となった現在，初期〜中期の流出路手術と中期以降の濾過手術の

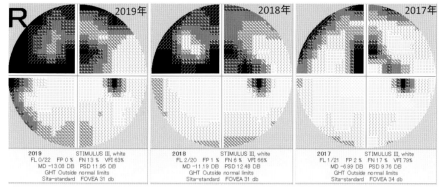

図 2. 眼圧が高く視野障害が高度で視野障害進行が速い症例（59 歳，女性）
症例 1：両眼眼圧は high teen. 左眼は視野障害が高度なため濾過手術を施行. 右眼
も 3 年間の MD スロープは −2.0 dB/Y と進行が速いため濾過手術を行った.

組み合わせが必要となってくる. 視野障害の進行
が遅い場合は，年齢が 80 歳になると中期以降でも
流出路手術や点眼治療を選択できる可能性がある.

2．眼圧が高く視野障害が高度あるいは視野障害進行が速い症例

視野障害が高度な症例で，点眼治療にて目標眼
圧を上回る眼圧の場合は濾過手術が適応となる.
また，眼圧がコントロールされていても視野障害
の進行が速い場合も濾過手術が必要となる（図 2）.

3．中心視野障害をきたす症例

視野障害が初期や中期であったとしても，中心
視野障害や下方の視野障害が高度な場合は生活に
不自由を感じることが多いため，流出路手術より
も濾過手術を選択することが必要となる. 特に，
黄斑線維が障害されやすい近視眼においては，中
心視野障害から視力低下をきたす症例も多い. こ
の場合は，ハンフリー静的視野計の中心 4 点の感
度や中心窩閾値が低下してくる. このような場合
は濾過手術を適応すべきである（図 3，4）.

4．使用可能な緑内障治療薬が限られている場合

視野障害が初期であっても点眼アレルギーなど
の副作用により使用可能な薬剤が少ない場合は，
術後に点眼を追加して低い眼圧を得る流出路手術
よりも濾過手術が適切なことがある.

5．高度近視でコンタクトレンズ使用が必要な場合

高度近視でコンタクトレンズの装用が必要な場
合は，濾過胞感染や損傷の危険が多い濾過手術で
はなく流出路手術を選択するか，濾過手術に白内
障手術を併用する. これは，視野障害の病期およ
び患者の年齢と希望等を考慮して判断することに
なる.

6．緑内障病型と濾過手術

原発開放隅角緑内障以外の緑内障では，流出路
手術の適応が限られてくる. 原発閉塞隅角緑内障
で周辺虹彩前癒着が広範囲にある症例では隅角癒
着解離術が適応となるが，視野障害が高度で眼圧
コントロール不良な症例では濾過手術を選択する
ことが望ましい. また，血管新生やぶどう膜炎等
による続発緑内障で周辺虹彩前癒着が広範囲に及
ぶ症例では，濾過手術が必要となる. 外傷や手術
後で結膜瘢痕が強い場合や，アトピーやアレル
ギーにより結膜充血が強い症例では濾過手術で濾
過胞が形成されにくいため，視野障害が中等度で
あっても流出路手術やチューブシャント手術を選
択することになる.

7．多剤併用の緑内障患者で白内障手術を必要とする場合

白内障により視野障害の進行を確認することが
難しい場合もあるが，点眼による副作用やアドヒ
アランスを考慮して，白内障手術に緑内障手術を
併用することが望ましい. この場合は，眼圧およ
び視野障害の程度と部位等を考慮して，流出路手
術あるいは濾過手術を適宜選択する必要がある.
また，高齢者の場合は前房が深くても意外に狭隅
角やプラトー虹彩を認めることが多い（図 5）. 術
前に隅角鏡でしっかりと全周の隅角を確認して，

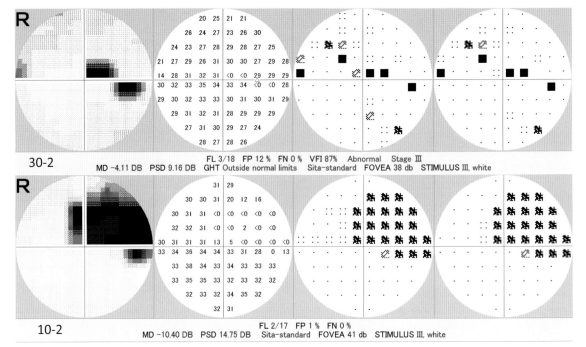

図 3. 中心視野障害をきたす症例（28 歳，男性）

症例 2：両眼眼圧は low teen. −7.0 D 程度の近視眼. 30-2 は MD 値が−6 dB よりも良い初期であるが，眼圧が low teen でも視野障害が進行し，中心視野障害が高度なため流出路手術ではなく濾過手術が適応となった（右眼 30-2 と 10-2）.

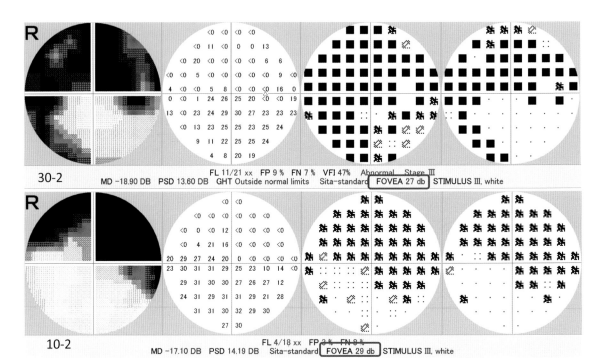

図 4. 中心視野障害をきたす症例（53 歳，女性）

症例 3：両眼眼圧は high teen. 右眼の中心窩閾値 27 dB，視力 0.6 と低下を認めていたため，まず右眼の濾過手術を施行した.

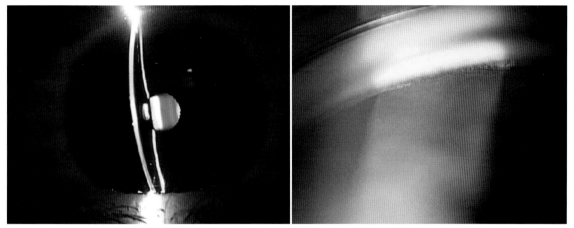

図 5. 前房は深いが狭隅角のため下方隅角に虹彩前癒着と虹彩色素の付着を認める症例

前房が深くても周辺が浅い場合やプラトー虹彩の場合は意外と狭隅角眼を認めることがある。狭隅角は年齢とともに増加するため、初診時に開放隅角であっても術前の隅角検査は必須である。また、狭隅角の場合はピロカルピン点眼で眼圧下降が得られることもある。眼圧コントロール不良眼や視野障害進行眼で狭隅角眼を認めた場合は、流出路手術(MIGS)併用白内障手術を行う。

虹彩の色素の付着や小さな周辺虹彩前癒着を認める場合は、白内障手術単独あるいは緑内障手術を併用することで眼圧の安定化や視野障害進行の抑制ができる可能性がある。

8. 極末期緑内障眼の場合

ゴールドマン視野検査でも中心にわずかに視野が残るのみで、視力も 0.1 を下回り、中心窩閾値も 0 に近い状態の場合は、白内障手術の影響による中心視野消失も考慮して、余程の狭隅角でなければ、まずは濾過手術を単独で行うほうが安全である。

濾過手術の使い分け

1. 線維柱帯切除術

さまざまな新しい手術が行われているが、眼圧下降効果の点からは、濾過手術に勝る手術は開発されておらず、現在も濾過手術がゴールデンスタンダードとなっている。特に、線維柱帯切除術は、どの病型でも施行可能な手術として最も有用な術式である。また、術後早期のレーザー切糸や眼球マッサージ、中期のニードリングで眼圧調整が可能である。線維柱帯切除術の最大の問題点は、脆弱な濾過胞壁による房水漏出と術後濾過胞感染である。テノン囊を前転して縫着し、壁の厚い濾過胞を形成することで、ある程度の予防が可能であるが、テノン囊が非常に薄い症例もあり完全では

ない。

2. チューブシャント手術(プレートのないもの)

a) EX-PRESS® (図 6-a)

線維柱帯切除術と EX-PRESS® の成績は同等とされている。また、EX-PRESS® も術後早期のレーザー切糸や眼球マッサージ、中期のニードリングで眼圧調整が可能である。EX-PRESS® は、調圧弁を持たないステンレス製の緑内障フィルトレーションデバイスであり、強膜弁下から前房内へ挿入し留置することで前房と結膜下に房水流出路を作成し、眼圧下降を可能にするデバイスである。EX-PRESS® の利点は、挿入が比較的容易なこと、一定の房水流量が期待できること、周辺虹彩切除や線維柱帯切除を行わないため、術中の出血や炎症が少なくなり、出血による流出路の閉塞や炎症による濾過胞の瘢痕化が少なくなる可能性があることである。

このため適応は、通常の線維柱帯切除術施行可能な症例であるが、前房開放時間の短縮、虹彩切除の回避、術後合併症の軽減など、明らかに EX-PRESS® の使用が従来の線維柱帯切除術より優れると考えられる症例に行う。

しかし、EX-PRESS® が使用できない、あるいは使用が難しい症例もある。まず、EX-PRESS® は添付文書に禁忌、禁止と記載されているぶどう

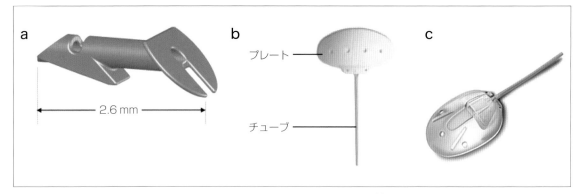

図 6. フィルトレーションデバイスの種類
a：EX-PRESS®(アルコンジャパン HP より)
b：バルベルト®緑内障インプラント(Johnson & Johnson Vision(エイエムオー・ジャパン)HP より)
c：アーメド緑内障バルブ(JFC セールスプラン HP より)

膜炎, 眼感染症, 重度のドライアイ, 重度の眼瞼炎, 閉塞隅角緑内障, 金属アレルギーの既往がある症例, その他の全身疾患, 眼疾患のために医師が不適切と判断した症例には使用できない. また, 狭隅角, 角膜内皮障害, 強膜脆弱, 強膜菲薄例, 小児には使用注意となっており, 仮にそのような症例に対して EX-PRESS® を使用する場合には, 十分に説明を行ってインフォームドコンセントを得る必要がある. また, デメリットとしては, 前房から強膜弁下までの濾過量が少ないため, 術後強膜弁周囲の結合組織の増殖が進む時期までに十分な濾過量を確保しないと濾過胞不全に陥る可能性が高い. また, ニードリングが奏効しにくいことも知られている. このため, 線維柱帯切除術に比べ術後の濾過量を多くするために強膜弁縫合の数を少なくしたり, 早めのレーザー切糸を行う必要がある. また, 濾過量を早めに増加させることで過剰濾過を引き起こすことがある. また, もう 1 つのデメリットとして管腔閉塞がある. この場合, レーザー照射で閉塞の解除が可能な症例もあるが, 本体の摘出が必要な場合もある. 閉塞の原因には, 虹彩の他, 凝血塊やフィブリン, 落屑物質なども管腔閉塞の原因となり得るため, 落屑緑内障や血管新生緑内障, 白内障手術や硝子体手術後の緑内障に対する EX-PRESS® は十分注意が必要である.

3. チューブシャント手術(プレートのあるもの)

a) バルベルト®緑内障インプラント(図 6-b)

シリコン製のチューブとプレートからなるフィルトレーションデバイスで, 房水を眼内からチューブに通してプレートに流出させ, プレート周囲に房水を吸収させることで眼圧下降を得る. 現在, 3 種類の製品が使用でき, BG101-350 および BG103-250 はそれぞれプレートの表面積が 350 mm^2 と 250 mm^2 であり, 角膜輪部から前房内あるいは後房内に挿入して使用するモデルである. Pars Plana BG102-350 はプレートの表面積が 350 mm^2 であり, 硝子体切除術後もしくは硝子体切除同時手術の症例に対して毛様体扁平部からチューブを硝子体腔内に挿入して使用するモデルである. バルベルト®緑内障インプラントは, 隣り合う 2 直筋の下にプレートを挿入して, 輪部から 8~10 mm の位置にナイロン糸で強膜に固定する. バルベルト®緑内障インプラントは調圧弁を持たないため, 術直後の低眼圧予防のためにチューブを吸収糸で完全結紮し, 術直後の高眼圧予防のために針やメスにてチューブに漏出孔(Sherwood slit)を数か所あけておく必要がある. チューブ露出を防ぐために, 自己強膜弁や保存強膜などによるパッチでチューブを覆うように固定する.

b) アーメド緑内障バルブ(図 6-c)

シリコン製のチューブと調圧弁を持つプレート

からなるフィルトレーションデバイスである. 眼圧下降の機序はバルベルト®と同様であるが, 調圧弁があることにより, 理論上眼圧が6～8mmHg以下では弁が閉じて房水が流れなくなっているため, 術直後の低眼圧が起こりにくいという特徴を持つ. 現在2種類の製品が使用でき, FP7はプレート表面積が184mmで, FP8はプレート表面積が96mmと小さく, 小児や眼窩部の狭い症例に適応となる. 両モデルとも直線チューブタイプで, 基本的には前房内挿入となる.

c）チューブシャント手術（プレートのあるもの）の適応

線維柱帯切除術が不成功に終わった症例, 結膜瘢痕化が強く線維柱帯切除術の濾過胞形成が難しい症例などの難治性緑内障が適応となる. 基本的に前房内挿入タイプが使用されることが多いが, 浅前房, 高度の虹彩前癒着眼, 角膜内皮細胞減少例, 硝子体手術既往例の場合は毛様体扁平部あるいは毛様溝挿入を選択する.

4．濾過手術間の比較

EX-PRESS®は, 線維柱帯切除術と比べ, 緑内障点眼薬の有無を問わず18mmHg以下の眼圧調整率は線維柱帯切除術群とEX-PRESS®群に有意差はなく, 眼圧下降効果は同等であると考えられている. また, 術後早期合併症で前房炎症と前房出血がEX-PRESS®群では有意に少なかったと報告されている[3]～[7]. これにより, EX-PRESS®の眼圧下降効果は線維柱帯切除術と同等であり, 術後合併症の頻度は線維柱帯切除術に比べ低いと考えられている.

TVT(tube versus trabeculectomy)study において, バルベルト®緑内障インプラント手術群はマイトマイシンC(MMC)併用線維柱帯切除術群に比べ, 白内障や線維柱帯切除術歴のある眼圧コントロール不良例において, 両群間に術後眼圧に有意差は認めなかったが, 不成功を眼圧22mmHg以上または術前眼圧から20%未満の眼圧下降とした眼圧調整率は5年でバルベルト群が有意に高く, 比較的予後が良い緑内障症例に対して

バルベルト®緑内障インプラント手術は線維柱帯切除術より優れており早期合併症も少ないことが報告されている[8]. また, PTVT(primary tube versus trabeculectomy)study では, 緑内障点眼治療ではコントロール不良な緑内障に対する初回手術として, 線維柱帯切除術とバルベルト®緑内障インプラント手術を比較した場合, 眼圧, 緑内障点眼数ともに線維柱帯切除術群は有意に成績が良く, 術後1年の累積手術成功率も線維柱帯切除術群が有意に高かったが, 術後の重篤な合併症(再手術が必要な合併症や視力低下)は線維柱帯切除術群で有意に多かったと報告されている[9]. また, ABC(Ahmed Baerveldt Comparison)study では, アーメド緑内障バルブとバルベルト®緑内障インプラントの5年手術成績を比較している. これにより, バルベルト群では眼圧が有意に低くなるものの術後点眼薬に有意差は認めなかったが, 不成功を眼圧22mmHg以上または術前眼圧から20%未満の眼圧下降とした眼圧調整率は5年で両眼間に有意差を認めなかった. ただし, アーメド群では眼圧上昇により不成功となった症例が有意に多かった. バルベルト群のほうが眼圧を低く維持できるが, 合併症による不成功率はアーメド群より2倍多いと報告されている[10]. さらに, AVB(Ahmed versus Baerveldt)study でも, バルベルト群のほうが術後5年の手術成功率が高いが, 術後合併症数は両群で同等であり, 低眼圧により不成功となった例はバルベルト群で4%, アーメド群では認めなかったと報告している[11].

以上の報告より, チューブシャント手術(プレートのあるもの)EX-PRESS®に関しては, 無水晶体眼, 近視眼, 他眼の線維柱帯切除術を行う際に低眼圧をきたした症例など前房開放時間の短縮が必要とされる場合, 血管新生が激しい時期の血管新生緑内障や, 抗凝固薬内服中など出血のリスクが高く虹彩切除を回避したい症例には良い適応と考えられる.

また, チューブシャント手術(プレートのあるもの)に関しては, 合併症のリスクを加味しても,

より眼圧を低くしたい症例ではバルベルト®緑内障インプラントを適応とし，最終眼圧がやや高めとなっても術直後から眼圧を下げたい症例や，術後低眼圧が危険な症例（無水晶体眼，IOL縫着眼，駆逐性出血既往眼，ぶどう膜炎続発緑内障など）にはアーメド緑内障バルブを適応とするほうが無難である．一般的にアーメド緑内障バルブを使い，他眼の視力や視野が比較的良く，合併症があってもより確実に眼圧を下げたい血管新生緑内障などはバルベルト®緑内障インプラント手術が適応となる．

おわりに

濾過手術は，非穿孔性線維柱帯切除術などのさまざまな試みがなされてきたが，長期予後を考えるとMMC併用線維柱帯切除術に代わる手術は存在しない．現状では，EX-PRESS®やバルベルト®緑内障インプラント，アーメド緑内障バルブもMMC併用線維柱帯切除術に代わることはできない．しかし，出血などの合併症の危険が高い症例に対するEX-PRESS®や，難治性緑内障に対するバルベルト®緑内障インプラント，アーメド緑内障バルブなどのように，適応を考え上手く使いこなすことで，従来の緑内障手術では眼圧下降が得られなかった症例に対する治療が可能となったことは喜ばしいことである．しかし，インプラントを挿入することによる長期的な眼に対する影響などは未だ不明であり，各デバイスの適切な使用と慎重な経過観察が必要であることは言うまでもない．

文　献

1) Caprioli J, de Leon JM, Azarbob P, et al：Trabeculectomy can improve long-term visual function in glaucoma. Ophthalmology, **123**：117-128, 2016.
2) 浅野紀美江，川瀬和秀，山本哲也：緑内障患者の Quality of Life の評価．あたらしい眼科，**23**(5)：655-659，2006.
3) Netland PA, Sarkisian SR, Moster MR, et al：Randomized, prospective, comparative trial of EX-PRESS glaucoma filtration device versus trabeculectomy(XVT study). Am J Ophthalmol, **157**：433-440, e3, 2014.
4) Gonzalez-Rodriguez JM, Trope GE, Drori-Wagschal L, et al：Comparison of trabeculectomy versus Ex-PRESS：3-year follow-up. Br J Ophthalmol, **100**：1269-1273, 2016.
5) Wang W, Zhang X：Meta-analysis of randomized controlled trials comparing EX-PRESS implantation with trabeculectomy for open-angle glaucoma. PLoS One, **9**：el00578, 2014.
6) Chen G, Li W, Jiang F, et al：Ex-PRESS implantation versus trabeculectomy in open-angle glaucoma：a meta-analysis of randomized controlled clinical trials. PLoS One, **9**：e86045, 2014.
7) Arimura S, Takihara Y, Miyake S, et al：Randomized clinical trial for early postoperative complications of Ex-PRESS implantation versus trabeculectomy：Complications postoperatively of Ex-PRESS versus trabeculectomy study (CPETS). Sci Rep, **6**：26080, 2016.
8) Gedde SJ, Schiffman JC, Feuer WJ, et al：Treatment outcomes in the Tube Versus Trabeculectomy(TVT)study after five years of follow-up. Am J Ophthalmol, **153**：789-803, e2, 2012.
9) Gedde SJ, Feuer WJ, Shi W, et al：Treatment outcomes in the primary tube versus trabeculectomy study after 1 year of follow-up. Ophthalmology, **125**：650-663, 2018.
　　Summary　初回手術によるMMC併用線維柱帯切除術がチューブシャント手術よりも成功率が高いことを示した論文．
10) Budenz DL, Barton K, Gedde SJ, et al：Five-year treatment outcomes in the Ahmed Baerveldt comparison study. Ophthalmology, **122**：308-316, 2015.
11) Christakis PG, Kalenak JW, Tsai JC, et al：The ahmed versus baerveldt study：Five-year treatment outcomes. Ophthalmology, **123**：2093-2102, 2016.

MB OCULI. No. 82：35−40, 2020

特集／眼科手術の適応を考える

緑内障その他の手術の適応

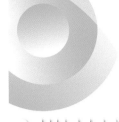

浪口孝治*

Key Words : トラベクトーム(trabectome)，マイクロフック ab interno トラベクロトミー(microhook ab interno trabeculotomy)，スーチャートラベクロトミー(suture trabeculotomy)，iStent，経強膜的マイクロパルス毛様体光凝固術(micropulse trans-scleral cyclophotocoagulation)

Abstract : 生理的な房水流出路を活用する手術として，線維柱帯切開術や隅角癒着解離術などの流出路再建術が古くから行われてきた．近年，緑内障手術において低侵襲緑内障手術(minimally invasive glaucoma surgery：MIGS)が注目を集めており，我が国でも広く行われるようになってきた．MIGS は角膜切開のみの低侵襲で安全性や有効性も高く，トラベクトームやマイクロフック ab interno トラベクロトミー，スーチャートラベクロトミー，iStent が代表的な術式である．また，その他の緑内障術式として経強膜的マイクロパルス毛様体光凝固術(micropulse trans-scleral cyclophotocoagulation：MCP)なども普及し始めており，本稿ではそれぞれの術式の特性とその適応について述べていく．

はじめに

緑内障手術は，現代においても眼圧下降治療の最後の手段として重要な役割を果たしている．その本質は，過剰な房水を適切な形で流出させることで安定的に，安全に眼圧を下降させることである．非生理的な房水流出路として，線維柱帯切除術やチューブシャント手術などの多彩な濾過経路を作成する濾過手術がある．また，生理的な房水流出路を活用する手術として，線維柱帯切開術や隅角癒着解離術などの流出路再建術が古くから行われてきた．近年，緑内障手術において低侵襲緑内障手術(minimally invasive glaucoma surgery：MIGS)が注目を集めており，我が国でも広く行われるようになってきた．MIGS は角膜切開のみの低侵襲で安全性や有効性も高く，トラベクトームやマイクロフック ab interno トラベクロト

ミー，スーチャートラベクロトミー，iStent が代表的な術式である．また，その他の緑内障術式として経強膜的マイクロパルス毛様体光凝固術(micropulse trans-scleral cyclophotocoagulation：MCP)なども普及し始めており，本稿ではそれぞれの術式の特性とその適応について述べていく．

Ab externo トラベクロトミー
(線維柱帯切開術)(図1)

結膜を切開し，強膜フラップ下でシュレム管を同定し金属製のロトームをシュレム管内に挿入・回転することで線維柱帯を切開する術式である[1]．線維柱帯の切開範囲は約90°である．発達緑内障では成人に比べシュレム管が後方に位置することがあり，シュレム管の同定に難渋することがある．また，従来のトラベクロトミーに加え，シヌソトミーやシュレム管内皮網除去，強膜弁の角膜側への切り上げなど細かな工夫もなされ，より

* Koji NAMIGUCHI，〒791-0295　東温市志津川 454
　愛媛大学眼科学教室

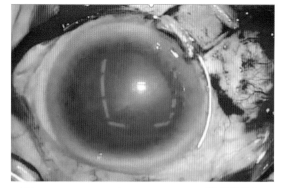

図 1. Ab externo トラベクロトミー(線維柱帯切開術)

結膜と強膜を展開したうえで,ロトームをシュレム管内に挿入し線維柱帯を切開する.

良い眼圧が得られるよう試みられている.

＜適応＞

初期〜中期の原発開放隅角緑内障,落屑緑内障,ステロイド緑内障や発達緑内障,原発閉塞隅角緑内障(白内障同時手術)などが適応である.特に角膜混濁のある発達緑内障では隅角鏡下にて線維柱帯を確認することが困難であるため,線維柱帯切開術は良い適応となる.

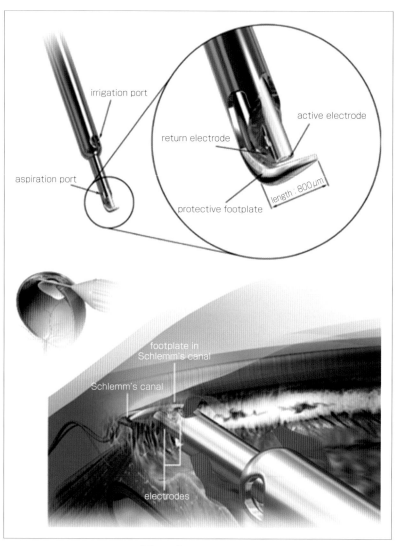

図 2. トラベクトーム

トラベクトーム先端のフットプレートをシュレム管内に挿入し線維柱帯を蒸散させる.

(www.tb-studygroup.org/trabectome/index.html より引用)

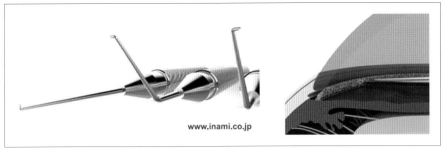

図 3. マイクロフック ab interno トラベクロトミー

隅角鏡下に，フック先端を線維柱帯色素帯に沿ってシュレム管内に刺入することで
そのままトラベクロトミーに移行できる.
（www.inami.co.jp より引用）

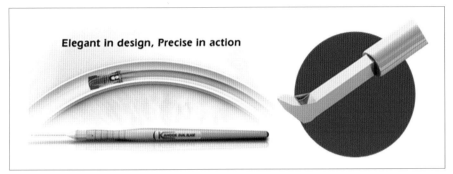

図 4. Kahook Dual Blade
2 枚の Blade で線維柱帯を帯状に切除する.
（www.jfcsp.co.jp より引用）

Ab interno トラベクロトミー

1．トラベクトーム（図 2）

　トラベクトームは，微小な電気メスを用いて線維柱帯を切開・除去することにより眼圧を下降させる．角膜切開創からの挿入が可能（1.7 mmm 切開）であり結膜が温存できる．線維柱帯を蒸散させるため，組織の瘢痕化による眼圧上昇を起こしにくい[2]．切開範囲は約 90° である．原発開放隅角緑内障に対してトラベクトーム単独で施行したメタ解析では，術後 12 か月で 25～34％の眼圧下降を認めた[3]．

2．マイクロフック ab interno トラベクロトミー（図 3）

　マイクロフックは眼内アプローチでトラベクロトミーを行うための専用フックである．隅角プリズム観察下にて，フック先端を線維柱帯色素帯に沿って滑らせるようにシュレム管内に刺入するこ

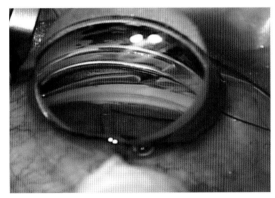

図 5. スーチャートラベクロトミー（眼内法）
5-0 ナイロン糸をシュレム管に挿入している.
（millennialeye.com より引用）

とで，線維柱帯を切開することができる．切開範囲は約 180° である．単独手術では，術後 6 か月で 43％の眼圧下降が得られており，合併症としては前房出血，一過性眼圧上昇などで重篤な合併症は認めなかった[4]．

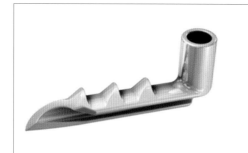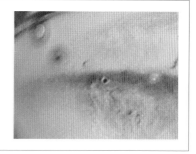

図 6. iStent
半円筒部がシュレム管内に留置され，シュノーケル部が前房内に突出し眼圧を
下降させる.
（www.glaukos.com より引用）

3．Kahook Dual Blade（図 4）

角膜小切開創からの挿入が可能で，平行に設置されている Dual Blade により線維柱帯を帯状に切除することができる．切開範囲は約90°である．トラベクトームと Kahook Dual Blade の眼圧下降効果には大きな差はないと報告されている[5]．

4．スーチャートラベクロトミー（眼内法）
（図 5）

眼内からシュレム管を一部切開し，そこから先端を丸く加工したナイロン糸でシュレム管内全周に通糸し，その糸を引き抜くことで線維柱帯を切開する．切開範囲は360°である．原発開放隅角緑内障に対して施行したスーチャートラベクロトミー（眼内法）では，術前眼圧 18.4 mmHg から術後眼圧 13.4 mmHg に下降した[6]．

＜適応＞

初期～中期の原発開放隅角緑内障，落屑緑内障，ステロイド緑内障や角膜混濁のない発達緑内障，原発閉塞隅角緑内障（白内障同時手術）などが適応である．また，白内障手術時に緑内障点眼薬の本数を減少させたい症例や，術後の結膜瘢痕化を避けたい症例，高齢者で全身状態が悪く長時間の手術が困難な症例に対しても適応となる．対して，角膜混濁などで線維柱帯が視認できない症例，ぶどう膜炎に伴う続発緑内障や血管新生緑内障は適応外である．また，視野障害が進行した症例では，術後一過性眼圧上昇のため残存視野が消失する可能性もあり，慎重に適応症例を選択する必要がある．

iStent（図 6）

iStent（Glaukos 社）は長さ 1 mm の非磁性体であるチタン合金でできており，表面は豚腸粘膜に由来するヘパリンでコーティングされている．半円筒部がシュレム管内に留置され，シュノーケル部が前房内に突出し，その部分から房水が流入し眼圧が下降する仕組みである．本邦では白内障との同時手術でのみ使用が承認されている[7][8]．

＜適応＞

緑内障点眼薬で治療を行っている白内障を合併した軽度～中等度の開放隅角緑内障（原発開放隅角緑内障，落屑緑内障）で，以下の選択基準をすべて満たしていること．

a．白内障の合併した軽度～中等度の開放隅角緑内障（原発開放隅角緑内障，落屑緑内障）．軽度～中等度の開放隅角緑内障とは，緑内障性視野異常（緑内障診療ガイドライン第3版の補足資料1の4の1）を参照）を有しており，静的視野計にて，mean deviation（MD）値が−12 dB よりも良く，固視点近傍 10°以内に絶対暗点のない症例と定義する．

b．20 歳以上の成人．

c．レーザー治療を除く内眼手術の既往歴がないこと．

d．隅角鏡で観察し，Shaffer 分類Ⅲ度以上の開放隅角で，周辺虹彩前癒着を認めないこと．

e．緑内障点眼薬を1成分以上点眼している．正常眼圧緑内障の症例に関しては，上記 a～d の選択基準に加えて，緑内障点眼薬を2成分以上併

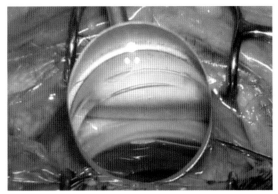

図 7. 隅角癒着解離術(GSL)
隅角癒着解離針を使用し癒着を解除している.

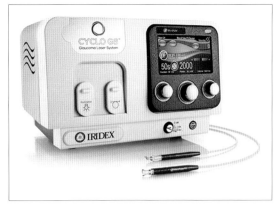

図 8. 経強膜的マイクロパルス毛様体光凝固術
（MCP）
MCP は MP3 プローブを用い角膜輪部から 3 mm
後方の強膜上を 3 時，9 時を除く全周に 200 mW
のレーザーパワーで 160 秒間照射する.
（tomey.co.jp より引用）

用して，眼圧が 15 mmHg 以上の症例のみとす
る.

＜除外基準＞

- 重度の緑内障患者．重度の緑内障患者とは，静的視野計にて，MD 値が − 12 dB かそれよりも悪い，または固視点近傍 10° 以内に絶対暗点がある，または緑内障点眼薬を併用しても眼圧が 25 mmHg 以上の症例と定義する.
- 水晶体振盪またはチン小帯断裂を合併している症例
- 水晶体再建術で後嚢が破損する可能性が高いと考えられる症例
- 認知症などにより，術後の隅角鏡検査の協力を得るのが困難な症例
- 小児(治験のエビデンスが存在しないことや水晶体再建術との同時手術を選択しないため)
- 角膜内皮細胞密度が 1,500 個/mm² 未満の症例(海外の治験では角膜内皮細胞への影響が検証されていないため)

隅角癒着解離術(GSL)（図 7）

GSL は直視下に周辺虹彩前癒着を外して生理的房水流出路を再建する術式である．GSL の適応は 50% 以上の周辺虹彩前癒着を認めている症例となる．多くは水晶体再建術との併用となるが隅角鏡下での手技が必要となる．また，術後にレーザー隅角形成術(LGP)を行うことで隅角の再閉塞が少なくなる．癒着期間が長いと GSL を施行しても眼圧下降効果は少なく，線維柱帯切開術や線維柱帯切除術の追加が必要となる[8].

経強膜的マイクロパルス 毛様体光凝固術(MCP)（図 8）

MCP は MP3 プローブを用い角膜輪部から 3 mm 後方の強膜上を 3 時，9 時を除く全周に 200 mW のレーザーパワーで 160 秒間照射する．作用機序は，毛様体筋の収縮によるぶどう膜強膜流出路の拡大と毛様体皺襞部の後方回転による線維柱帯流出路の排出促進，毛様体皺襞の上皮細胞を刺激することで房水産生を抑制するといわれているが不明な部分も多い．本術式は技術的に容易であり，角膜混濁や結膜瘢痕化が強い症例でも施行可能である．また，外眼手術であり内眼手術に伴う合併症は少ないとされている．MCP は組織破壊を伴わないため，どの病期の緑内障でも適応となり繰り返し施行が可能な点が利点である．難治性緑内障に対する MCP の成績は，術前眼圧 27.7〜39.3 mmHg が術後 15.6〜27.2 mmHg，低眼圧が 0〜6%，眼球癆が 0〜3% と報告されている[9]〜[11]. 一方，新しい術式であるため長期成績は不明であり今後の継続的な研究が必要である.

文　献

1) McPherson SD Jr：Result of external trabeculotomy. Am J Ophthalmol, **76**：918-920, 1973.

2) Pahlitzch M, Davis AM, Zorn M, et al：Three-year results of ab interno trabeculectomy（Trabectome）：Berlin study group. Grafes Arch Clin Exp Ophthalmol, **256**：611-619, 2018.

3) Chow JTY, Hutnik CML, Solo K, et al：When is evidence enough evidence? A systematic review and meta-analysis of the trabectome as asolo procedure in patients with primary open-angle glaucoma. J Ophthalmol, 2965725, 2017.

4) Tanito M, Sano I, Ikeda Y, et al：Short-term results of microhook ab interno trabeculotomy, a novel minimally invasive glaucoma surgery in Japanese eyes：initial case series. Acta Ophthalmol, **95**：e354-e360, 2017.

5) Seibold LK, Soohoo JR, Ammar DA, et al：Preclinical investigation of ab interno trabeculotomy using a nevel dual blade device. Am J Ophtalmol, **155**：524-529, 2013.

6) Sato T, Kawaji T, Hirata A, et al：360-degree suture trabeculotomy ab interno to treat open-angle glaucoma：2-years outocomes. Clin Ophthalmol, **12**：915-923, 2018.

7) 白内障手術併用眼内ドレーン会議：白内障手術併用眼内ドレーン使用要件等基準．日眼会誌, **120**：494-497, 2016.

8) 日本緑内障学会緑内障診療ガイドライン作成委員会：緑内障診療ガイドライン（第4版）．日眼会誌, **122**：5-53, 2018.

9) Emanuel ME, Grover DS, Fellman RL, et al：micropulse Cyclophotocoagulation： Initial Results in Refractory Glaucoma. J Glaucoma, **26**：726-729, 2017.

10) Kuchar S, Moster MR, Reamer CB, et al：Treatment outcomes of micropulsetransscleral cyclophotocoagulation in advanced glaucoma. Laser Med Sci, **31**：393-396, 2016.

11) Lee JH, Shi Y, Amoozgar B, et al：Outcome of micropulse laser transscleral cyclophotocoagulation on pediatric versus adult glaucoma patients. J Glaucoma, **27**：920-925, 2017.

MB OCULI. No. 82 : 41－48, 2020

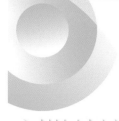

特集／眼科手術の適応を考える

裂孔原性網膜剝離の手術適応

加藤寛彬[*1]　　堀田一樹[*2]

Key Words： 裂孔原性網膜剝離(rhegmatogenous retinal detachment)，網膜裂孔(retinal tear)，硝子体手術 (vitreous surgery)，網膜円孔(retinal hole)，強膜バックリング(scleral buckling)

Abstract：現在，裂孔原性網膜剝離の治療法として硝子体手術と強膜バックリングという大きく2つの手術法が挙げられる．強膜バックリングは長期間にわたり，網膜剝離手術の第一選択として広く行われてきた．近年では手術手技と手術機械・眼底観察システムの進歩により硝子体手術の適応が拡大し，施行される頻度も増加しているが，やはり全例で硝子体手術の適応となるわけではない．強膜バックリングも依然必要な術式であり，網膜剝離の加療にあたる場合には，どちらの術式にも習熟する必要がある．裂孔原性網膜剝離の原因・病態は多様で，それぞれの症例によって両術式を選択，もしくは併用する必要がある．術式の選択は非常に重要で，選択を誤ると自ら難治症例を作ることになりかねない．本稿では，症例ごとの術式選択と術中手技について述べる．

はじめに

日常診療において裂孔原性網膜剝離を診断し治療にあたる場合，我々は手術加療を選択することとなる．術式としては主に硝子体手術と強膜バックリングがある．近年では，広角眼底観察システムと高速回転硝子体カッターを使用した極小切開硝子体手術が広く行われるようになった．硝子体手術の安全性が向上したことで，裂孔原性網膜剝離の初回手術においてその適応は拡大してきている．一方で，若年者の裂孔原性網膜剝離等は依然として強膜バックリングが良い適応となり，症例によってその適応を判断し，ときには両術式を併用する必要がある．

裂孔原性網膜剝離における手術療法の基本概念

網膜剝離は硝子体牽引によって網膜裂孔が形成され，液化硝子体が裂孔部より網膜下へ侵入することで発症，進展する．つまり手術で復位を得るために硝子体牽引を軽減・解除し，網膜下液を排出，裂孔を閉鎖することが求められることになる．ただし，網膜色素上皮(retinal pigment epithelium：以下，RPE)はポンプ機能を持つため，硝子体牽引が軽減され裂孔が閉鎖していれば，網膜下液は自然に排出されていき，復位を得られる．

硝子体手術では，周辺部まで十分に硝子体を切除することで裂孔部への硝子体牽引を軽減・解除する．術中に網膜下液を排液し網膜の復位を得，そのうえで気体のタンポナーデ効果で復位を持続させる．その後の復位の維持は術中に行ったレーザー光凝固等の網脈絡膜癒着による．

強膜バックリングでは強膜を内陥させることで，硝子体の可動域を制限して裂孔部への硝子体

[*1] Hiroaki KATO，〒296-8602　鴨川市東町929　亀田総合病院眼科，医長
[*2] Kazuki HOTTA，同，部長

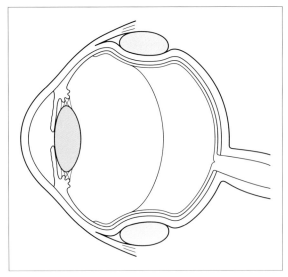

図 1. 強膜の内陥によって硝子体が内陥の前方へ
限局され，可動域が制限される.

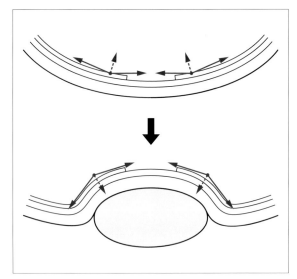

図 2. 裂孔部位にかかる接線方向への硝子体牽引
は，通常，網膜剥離を進行させるベクトルへの
牽引力となるが，バックルを設置することで復
位する方向へと変換することができる.

牽引を軽減する（図1）と同時に，通常の眼球形態
で網膜剥離を進行させる方向に向かう硝子体牽引
のベクトルを，復位させる方向へと変換する（図
2）. また，裂孔部が内陥することで，裂孔への硝
子体ゲルの嵌頓によるタンポナーデ効果が得られ
る. 裂孔の閉鎖は経強膜網膜冷凍凝固により行
い，必要時には眼外より経強膜的にアプローチ
し，網膜下液の排出を行うこともある.

以上，どちらの手術も網膜剥離の治療ではある
が，どちらも実は網膜ではなく硝子体を操作して
いることになる. つまり裂孔原性網膜剥離の治療
法として，硝子体を徹底的に排除する硝子体手術
を選択するか，硝子体を味方に利用するバックリ
ング手術を選択するかの適応判断が必要になる.

具体的な手術手技

1. 硝子体手術

①インフュージョンポートを作成する. 必ずカ
ニューラの先端が硝子体腔に刺入されていること
を目視したうえで眼内灌流を開始する. イン
フュージョンは方向と角度を固定するためにテー
プで固定する.

②手前2ポートを作成.

③コアビトレクトミー. 裂孔周囲の硝子体牽引

を解除する. 牽引が解除されることで網膜下液が
吸引されるようになり，剥離の丈が低くなる. ト
リアムシノロンを眼内へ散布し，後部硝子体剥離
（posterior vitreous detachment：以下，PVD）が
起きていることを確認する. 筆者は散布の際，先
に直視下で後嚢直後の前部硝子体皮膜を可視化
し，このタイミングで前部硝子体の処理を行って
いる. PVD が起こっていなかった場合には，カッ
ターの吸引を用いて PVD を作成する.

④周辺部の硝子体切除を行う. 顕微鏡の直視下
で強膜圧迫してシェービングを行う. シャンデリ
ア照明を併用することで浅い強膜圧迫でもシェー
ビングを行える. シャンデリア用のポートを作成
し4ポートとしてもよいが，筆者は3ポートのま
まインフュージョンを差し替えながら行っている.

⑤硝子体が十分郭清されれば，液空気置換を行
う. 裂孔の小さい症例や発症からの経過が長く，
網膜下液が粘調な症例では，液空気置換の前に液
灌流下で裂孔部より可能な限りの排液を行ってお
く. それでも多量の網膜下液が残存する場合は，
パーフルオロカーボンを使用し排液してもよい.
裂孔閉鎖が得られていれば下液は自然に吸収され
るため，裂孔周囲に光凝固が打てれば後極近くに
意図的裂孔を開けて排液することは行っていない.

⑥裂孔周囲に光凝固を行う．術後に残存硝子体から牽引がかかるとすれば周辺部側からのことが多いため，周辺部側に重点を置いて凝固する．裂孔が周辺部の場合や，裂孔周辺に下液が残存して光凝固斑が出ない場合にはライトガイド付きのレーザーを使用し，強膜圧迫しながら凝固するとよい．

⑦症例によって長期滞留ガス(SF6やC3F8)やシリコンオイルで眼内置換する．空気，SF6，C3F8の順にガスの眼内滞留時間が長くなり，タンポナーデ効果も長く持続する．自験にて空気でのタンポナーデでも初回復位率89％，最終的な復位率は100％と十分な復位率を得られることが確認されたが[1]，裂孔が下方にある場合や黄斑円孔網膜剥離では長期滞留ガスを選択することが多く，PVRや巨大裂孔網膜剥離，術後体位の徹底が困難な患者ではシリコンオイルが考慮される．ガスの注入法として，眼外で非膨張濃度(SF6なら20％，C3F8なら12％)のガスを調整し，インフュージョンから注入する場合と，強膜創をすべて閉創したうえで100％のガス(SF6は0.8 ml，C3F8は0.5 mlを量の上限として)を毛様体扁平部から注射する場合がある．100％ガスを使用する場合には眼軸によっても濃度がばらつきやすいため，当施設では眼外で濃度を調整している．

⑧3ポートを抜去．セルフシールを得られない場合には縫合を行い手術を終了する．

2．強膜バックリング

①角膜輪部に180°あけて2か所子午線切開を行う．同部位より結膜を輪部で円周方向に切開．結膜・テノン嚢を強膜から剥離する．

②4直筋に制御糸を設置する．バックルを置く予定の部位では付近の強膜と直筋を丁寧に露出して制御糸をかけ，それ以外の直筋では経結膜的に制御糸をかけてもよい．

③冷凍凝固．実際に凝固を行う前に，プローブの先端が正常に冷凍されるかを術野外で確認する．眼底を確認しながら，プローブ先端で強膜を内陥させて裂孔の周囲を囲むように凝固する．網膜は凝固を行うと白色に変化するが，裂孔部は色素上皮の色調のままである．同部位の再凝固や過凝固は行わないようにして，凝固時の色素散布に十分注意する．

④眼底を確認しながら，マイヤー・シュビッケラート氏ロカリゼーターを用いて強膜を圧迫して強膜側から裂孔部位を同定してマーキングする．同部位をジアテルミーで焼灼することで恒久的なマーキングとする．

⑤バックル縫着．症例によって留置方法を使い分ける．

円周状バックル：周辺部の小さな弁状裂孔，格子状変性内の萎縮性円孔，鋸状縁断裂等で選択される．

子午線バックル：単独弁状裂孔，深部裂孔等で選択される．眼球運動障害をきたす可能性があるため直筋に干渉する場合には選択しない．

輪状締結：周辺部の多発裂孔，anterior PVR，アトピー性皮膚炎等で選択される．バックルの隆起が高すぎると，網膜の長さが足りなくなり，バックルの周辺・後極側がテント状に浮いてしまうことがあり，適度な高さにとどめる．また，裂孔を陥凹部位に位置させると裂孔にかかる牽引力が裂孔部位を剥離させる方向へと変化して復位を妨げることとなるため，必ず隆起上に乗せる．

⑥バックルの結紮部位を後方へ移動し，結膜を縫合し終了する．

症例ごとの術式選択

硝子体手術の発展以前では，網膜剥離に対してほとんどの場合は強膜バックリングが行われていた．しかし，経強膜的に行う強膜バックリングにおいては，眼球運動障害や眼球形態の変化[2]等，外眼部への影響も大きかった．

硝子体手術の手技が進歩し安全性も高まった現在では，初回手術より硝子体手術が選択される場面が増えており，硝子体手術においてもその復位率は強膜バックリングに遜色がないことが示されている[3]．しかし，選択を誤ると手術手技自体が

困難となったり，復位率が低下する結果になり，術式の選択は網膜剝離の治療において極めて重要といえる．

術前診察にて，患者年齢，裂孔の位置・個数，網膜剝離の範囲，硝子体の性状，PVD の有無等を評価したうえで術式を決定する．

年齢によって大きく適応術式を考えた場合，若年者の網膜剝離では周辺部の萎縮性円孔を原因裂孔として進行が緩徐な症例が多く，硝子体の液化もあまり進行していないため，基本的には強膜バックリングの適応となる．一方で，高齢者の網膜剝離では多くの場合，PVD を生じて硝子体牽引弁状裂孔が形成される．硝子体の液化も進行しており，胞状の網膜剝離をきたすことが多いため硝子体手術の良い適応である．

また，有水晶体眼において硝子体手術を施行することになった場合に，白内障手術を同時に行うかを判断する必要がある．硝子体手術自体，特に周辺部や前部の硝子体処理に関しては，水晶体がないほうが手技は容易である．既に白内障がある程度進行している症例では術中・術後の視認性も考慮し必ず白内障手術を行うが，判断に迷うのは眼内観察の障害にならないような白内障の症例である．50歳以上の患者ではガスタンポナーデを行った硝子体手術後に高率に白内障が進行するのに対して，50歳以下の患者では進行する頻度は比較的低く，かつ進行の程度も軽度であることがいわれている[4)5)]．また，若年者では術前に調節機能が残存しているため，白内障手術を行うと術後の近見時に不便を感じやすい．そのため，50歳以上の症例では術後早期に白内障の手術を再度行う必要が高いため同時手術を行い，50歳以下では，初回手術に限り水晶体温存手術が検討される．再手術になった場合には周辺部硝子体の徹底郭清が必要になるため，網膜復位を優先して水晶体は必ず除去する．

以下では網膜剝離の性状による術式の適応について述べる．

1．硝子体手術を選択すべき網膜剝離
a）胞状網膜剝離

硝子体の加齢による液化によってPVDが生じ，周辺の変性部などで硝子体牽引によって網膜裂孔が形成されることが原因となって発症する症例がほとんどである．

PVD に伴う胞状の網膜剝離で，2乳頭径以下の単独弁状裂孔であれば強膜バックリングでも治療は可能であるが，神経網膜と色素上皮の距離が離れているため経強膜冷凍凝固が施行しにくい場合もある．特に，赤道部以深の深部裂孔に対してのバックリングでは，確保できる術野が狭く円周方向にバックルを置くことが難しい．子午線バックルを施行するとしても，大きめの弁状裂孔は閉鎖が困難である．また，深部へバックルを置くことで脈絡膜循環障害をきたす可能性もある．対して，硝子体手術では裂孔部位の網膜に付着した硝子体を切除することで牽引を恒久的に解除でき，術中の網膜下液の排出操作も行いやすい．また，網膜裂孔が形成される際の軽度の硝子体出血や色素上皮細胞の散布が飛蚊症の原因となるが，バックリングで網膜復位が得られたとしても，飛蚊症の症状は改善しないことも多い．一方，硝子体手術では硝子体とともに混濁も除去することが可能なため症状の改善も期待できる．残存硝子体が少なければ炎症性サイトカインの貯留を防ぎPVRへの進展を回避できるとする術者もいる．

b）多発裂孔による網膜剝離

全周に格子状変性が多発している症例などでPVD が起こると，多発裂孔が形成され網膜剝離へ進展する．通常，裂孔が生じた場合には網膜全体への牽引は減少するはずであり，それでも引き続き裂孔が多発しているということは硝子体収縮・牽引が強いということがいえる．

多発裂孔の深さは必ずしも同一ではなく，強い網膜牽引を解除するために硝子体手術を選択する．広い範囲で網膜と硝子体の癒着がある場合には液体パーフルオロカーボンを使用することで，網膜のバタつきを抑えながら硝子体切除を安全に

施行することができる[6].

同一の格子状変性内のみに形成された多発裂孔の場合には通常の強膜バックリングで対応可能だが，深度の異なる多発裂孔にはバックル素材を幅広にするか，多重に縫着する必要がある．操作が煩雑なうえ術後視機能上も不利益を生じる．

c）中間透光体の混濁を伴う網膜剥離

硝子体出血を伴う場合には眼底の透見が困難な場合があり，術前に網膜剥離の有無は超音波検査で確認する必要がある．また，白内障が進行した症例でも術中の眼底観察が不十分になる可能性がある．透見不良のままバックリング手術を行うのは困難であり，裂孔の見落としがあれば非復位，PVRへの進行に至る可能性がある．術中に白内障・硝子体出血を除去できる硝子体手術の適応となる．

d）偽水晶体眼の網膜剥離

白内障手術後には硝子体の液化進行，PVDが要因となり硝子体牽引が発生することで網膜裂孔・剥離の原因となる．術中の後嚢破損[7]や，後発白内障に対するYAGレーザー後嚢切開術によって[8)9)]さらに網膜剥離発症のリスクは上昇する．

眼内レンズ挿入眼や無水晶体眼では，原因裂孔が比較的小さいこと，眼底の視認性が悪いことが多いために術前の同定が困難な場合がある．手術中に詳細な眼底の観察ができる硝子体手術の良い適応となる．また，術中に後発白内障や残存した水晶体皮質によって眼底の透見範囲が限られる場合には，硝子体カッターにて除去する．後嚢が切除されている場合，液空気置換後に眼内レンズ後面が結露することがある．特にシリコン眼内レンズが挿入されている場合に起こりやすく，視認性を確保するためには眼内レンズ後面に粘弾性物質を塗布するとよい．

e）増殖硝子体網膜症（PVR）

網膜剥離手術の治療成績は以前より向上し，最終的な復位率は95％になるといわれている[10]が，依然として残る非復位症例の大きな原因となるのが増殖硝子体網膜症（proliferative vitreoretinopa-

thy：以下，PVR）であり，多重手術が必要な難治例となることもある[11]．発症機序としては網膜裂孔よりRPE細胞が網膜面へ遊走し増殖する．網膜表面に硝子体皮質やフィブリン膜が残存していると，そこを足掛かりとして増殖膜組織が形成される．RPEが線維芽細胞へ形質変化し，膜組織を収縮させることで網膜剥離を難治化させる[12]．特に硝子体基底部付近の増殖膜および硝子体の収縮によって網膜の前方牽引をきたし，前部増殖硝子体網膜症を合併した場合，網膜が短縮するため非常に難治化することとなる．通常の網膜剥離では，網膜裂孔よりRPEが遊走・増殖する前に症状を自覚することが多く，PVR化する頻度は低いが，長期間放置した症例ではPVRが生じうる．また，網膜剥離の術後の裂孔閉鎖不全症例や強い炎症が起こった場合にはRPEが容易に遊走しPVRへと移行しやすい[12]．

術中に収縮を起こしている増殖膜を除去する必要があり，硝子体手術の適応となる．網膜下増殖組織の存在によって液空気置換または液体パーフルオロカーボンの注入によっても網膜が進展しない場合には，原因裂孔もしくは意図的裂孔から硝子体鑷子によって抜去する．前部PVRによって網膜牽引を解除しきれない場合には，必要に応じて網膜切開を加える場合もある．術後の再増殖による網膜剥離の再発リスクをできる限り減らすためにバックル輪状締結を併用し，周辺網膜の前後方向・円周方向の牽引を減少させておく．

f）黄斑直下に網膜下索状物が形成された網膜剥離

強膜バックリングで網膜復位が得られたとしても，黄斑への影響で視力改善が妨げられる可能性があり，復位後の視力向上のために硝子体手術で網膜下索状物を抜去する必要がある．

g）巨大裂孔網膜剥離

原因裂孔が円周方向で90°以上ある巨大裂孔網膜剥離では，裂孔縁が翻転することも多く難治性網膜剥離の代表例とされてきたが，液体パーフルオロカーボン（PFCL）を用いた硝子体手術が報

告[13]されてからは手術成績は向上している．通常通りに液空気置換を行うと，裂孔縁がずり落ちてしまう（網膜の slippage）ことがあるため，その場合には PFCL を注入して剝離網膜を引き伸ばして復位させ，シリコンオイルに直接置換してタンポナーデを行う．

h）黄斑円孔網膜剝離

主に後部ぶどう腫を伴うような強度近視眼に起こる．黄斑円孔周囲の牽引を解除する目的で，現在では硝子体手術が第一選択となっている．硝子体の変性は強く，薄い面状の硝子体皮質が網膜上に強く癒着しているため，硝子体可視化により取り残しのないように除去する．また，内境界膜剝離を施行すると黄斑部が進展しやすくなることに加え，剝離範囲の硝子体皮質・黄斑前膜を確実に除去することができる．内境界膜剝離を併用した手術では復位率が90％程度まで向上している[14]．しかし，円孔非閉鎖の症例も多く，硝子体手術によって硝子体からの牽引を解除したとしても，黄斑円孔からの網膜剝離再発がしばしばみられる．これは後部ぶどう腫に対しての網膜進展性の限界と，網膜血管による牽引が原因として挙げられる．この場合には後部ぶどう腫の可能な限りの解消を目的に，従来行われていた黄斑バックルを併用することもある．

i）脈絡膜剝離を併発した網膜剝離

脈絡膜剝離を伴った場合，眼内フレアの上昇によって PVR 化のリスクは高く[11]，術後の増殖機転を抑制するためにサイトカインをウォッシュアウトできる硝子体手術が第一選択となる．術前に超音波 B-mode 検査を施行し，脈絡膜剝離の範囲を評価しておく．硝子体手術開始前に眼灌流液（BSS Plus）を前房内に注入して眼圧を保ちながら，脈絡膜剝離の丈が高い部位に強膜切開を加えるか，逆流防止弁のないトロッカーを上脈絡膜腔へ留置して上脈絡膜液を可能な限り排出する．排液後でも硝子体手術の灌流用ポート設置時には，トロッカーの先端が剝離した脈絡膜を越えて硝子体腔に到達しているかを確認する必要がある．

2．強膜バックリングを選択するべき網膜剝離
a）若年者の萎縮性円孔による網膜剝離

PVD は不完全，硝子体の液化も進んでいないことがほとんどで，進行も緩徐であるため黄斑剝離が生じるまで発見が遅れることも多い．長期にわたり網膜剝離が存在することで，境界線や網膜下索状物の形成をみることもある．術後には硝子体によるタンポナーデ効果も期待できるため，強膜バックリングの良い適応となる．裂孔部位と硝子体牽引の深さは同じレベルであり，萎縮性円孔自体をバックルによる内陥の頂点に位置するように留置を行う．また，格子状変性全体に硝子体が癒着しており，変性全体をバックルに乗せるために円周状バックルを選択する．硝子体手術を施行しようとした場合には PVD を作成する必要があるが，癒着が強く難渋することになる．

b）黄斑外に網膜下索状物が形成された網膜剝離

視機能に直接影響のない部位に形成された網膜下索状物は抜去の必要はなく，裂孔が閉鎖されれば網膜下液の吸収に伴い十分に復位する．また，網膜下索状物が形成されるような網膜剝離の進行は緩徐であり，PVD が不完全な症例も多いため，強膜バックリングが良い適応となる．

c）鋸状縁断裂による網膜剝離

通常の眼底検査で裂孔を視認できない場合には，強膜圧迫を行い裂孔を確認する．周辺部裂孔であり，若年性の鋸状縁裂孔では若年性の鋸状縁断裂以外にも，外傷性やアトピー性網膜剝離で鋸状縁断裂をきたしていることがある．

若年性鋸状縁断裂は，周辺網膜と硝子体基底部の発達異常に続発したものといわれており，囊胞様変性が多くみられるが，関連は不明である．通常下耳側に比較的大きな裂孔が形成されることが多く，巨大裂孔となることもある[15]．PVD は起きていないため強膜バックリングを選択し，硝子体牽引による弁状裂孔ではないため，鋸状縁断裂の両端と後極端を確実にバックル隆起に当てて裂孔を閉鎖することができれば部分バックルで十分に

復位が得られる.

外傷性では，鈍的外傷で眼球変形が起こることで硝子体牽引によって網膜裂孔が生じる．赤道部より周辺部の裂孔のみであれば強膜バックリングを選択する．バックル留置に関しては若年性鋸状縁断裂と同様だが，硝子体出血等のPVRのリスク因子が認められる場合には輪状締結も考慮する．前後径が長い裂孔や赤道部以深の裂孔の場合，眼底透見不良な硝子体出血や外傷性白内障を伴う場合には硝子体手術を選択する．また，裂孔縁が翻転してロールしているような症例でも巨大裂孔網膜剥離に準じて硝子体手術を選択する．

アトピー性では，網膜復位率が通常の網膜剥離手術に劣るとされる[16]．若年のため進行は緩徐であり，白内障を合併することで症状の自覚が遅れるため，診察時に全剥離やPVR化している症例もしばしば遭遇する．硝子体手術を選択した場合，硝子体処理の難易度は高く，初回復位が得られなかった場合にPVR化のリスクが高いこともあり，後部硝子体未剥離の鋸状縁断裂の症例では強膜バックリングが第一選択となる．ただし，毛様体裂孔を伴う場合には，直筋下のエクソプラントによるアプローチが困難になるため硝子体手術を選択する．また，術後も眼球への慢性的な段打によって炎症が遷延し，残存硝子体によって再剥離が起こりやすいため輪状締結を原則とする．

d）外傷後の網膜壊死による網膜剥離

鈍的外傷によって網膜打撲壊死をきたし，引き続き起こる壊死巣内の裂孔を生じて網膜剥離に進行する場合がある．不規則な大きめの裂孔や多発性裂孔の場合があるが，若年症例が多く，硝子体液化もあまり起きていないため強膜バックリングが良い適応である．網膜剥離の進行が緩徐な場合には網膜振盪が改善してからの手術が望ましい．裂孔が深部に形成されている場合には硝子体手術も検討される．

以上，裂孔原性網膜剥離の手術適応について述べた．症例ごとの病態により適した術式を選択す

ることは，最終的に網膜を復位させるためにはもちろんのこと，術中の良好な操作性を得るため，術後の合併症を減らすためにも非常に重要である．現在に至るまで，術式の進歩や病態の解明によって，時代の流れとともに網膜剥離に対する手術法は変化・進化してきている．今後も常に最良の選択を行うために，それぞれの術式のメリット・デメリットを把握し術式を決定することが求められる．

文　献

1) Hotta K, Sugitani A, Uchino Y：Pars plana vitrectomy without long-acting gas tamponade for primary rhegmatogenous retinal detachment. Ophthalmologica, **218**：270-273, 2004.

2) 堀田一樹，雑賀寿和，中山滋章ほか：網膜剥離手術に伴う眼球形態変化．眼臨，**88**(4)：576-578, 1994.

3) Miki D, Hida T, Hotta K, et al：Comparison of scleral buckling and vitrectomy for retinal detachment resulting from flap tears in superior quadrants. Jpn Ophthalmol, **45**：187-189, 2001.
   Summary 硝子体手術における復位率が強膜バックリングに劣らないことを示した文献．

4) Kataria AS, Thompson JT：Cataract formation and progression in patients less than 50 years of age after vitrectomy. Ophthalmol Retina, **1**：149-153, 2017.

5) Melberg NS, Thomas MA：Nuclear sclerotic cataract after vitrectomy in patients younger than 50 years of age. Ophthalmology, **102**：1466-1471, 1995.

6) Brazitikos PD, Androudi S, D'Amico DJ, et al：Perfluorocarbon liquid utilization in primary vitrectomy repair of retinal detachment with multiple breaks. Retina, **23**：615-621, 2003.

7) Clark A, Morlet N, Ng JQ, et al：Risk for retinal detachment after phacoemulsification：a whole population study of cataract surgery outcomes. Arch Ophthalmol, **130**：882-888, 2012.

8) Winslow RL, Taylor BC：Retinal complications following YAG laser capsulotomy. Ophthalmology, **92**：785-789, 1985.

9) Ober RR, Wilkinson CP, Fiore JV, et al：Rhegmatogenous retinal detachment after Neodym-

ium-YAG laser capsulotomy in phakic and pseudophakic eyes. Am J Ophthalmol, **101**：81-89, 1986.

10）Sun Q, Sun T, Xu Y, et al：Primary vitrectomy versus scleral buckling for the treatment of rhegmatogenous retinal detachment. Curr Eye Res, **37**：492-499, 2012.

11）Nagasaki H, Shinagawa K, Mochizuki M：Risk factors for proliferative vitreoretinopathy. Prog Retin Eye Res, **17**：77-98, 1998.

12）Pastor JC, de la Rua ER, Martin F：Proliferative vitreoretinopathy：risk factors and pathobiology. Prog Retin Eye Res, **21**：127-144, 2002.

13）Chang S, Lincoff H, Zimmerman NJ, et al：Giant retinal tears. Surgical techniques and results using perfluorocarbone liquids. Arch Ophthalmol, **107**：761-765, 1989.

14）Kadonosono K, Yazama F, Itoh N, et al：Treatment of retinal detachment resulting from myopic macular hole with internal limiting membrane removal. Am J Ophthalmol, **131**：203-207, 2001.

15）田中住美，出田秀尚，広瀬　晶ほか：若年性鋸状縁断裂の裂孔所見．臨眼，**46**(4)：484-485，1992.

16）樋田哲夫，田野保雄，沖波　聡ほか：アトピー性皮膚炎に伴う網膜剝離に関する全国調査結果．日眼会誌，**103**(1)：40-47，1999.

MB OCULI. No. 82 : 49−54, 2020

特集／眼科手術の適応を考える

糖尿病網膜症・網膜静脈閉塞症の手術適応

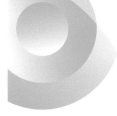

小山雄太*1　中野裕貴*2　鈴間　潔*3

Key Words : 糖尿病網膜症(diabetic retinopathy)，網膜静脈閉塞症(retinal vein occulusion)，硝子体出血(vitreous hemorrhage)，黄斑浮腫(macular edema)，牽引性網膜剥離(traction retinal detachment)，血管新生緑内障(neovascular glaucoma)

Abstract : 糖尿病網膜症と網膜静脈閉塞症の手術適応について述べる．増殖糖尿病網膜症に伴う硝子体出血は，眼底透見不能なものは 4 週間経過観察して改善がなければ手術を検討する．牽引性網膜剥離は，黄斑部に網膜剥離が及んでいる症例については視力予後不良なため早期手術が必要である．糖尿病黄斑浮腫は，抗 VEGF 薬硝子体注射抵抗例や，黄斑上膜・硝子体の牽引を合併している症例で手術適応となる．これは，網膜静脈閉塞症による黄斑浮腫についても同様である．血管新生緑内障は，抗 VEGF 硝子体注射や眼圧下降剤点眼でも十分な眼圧下降が得られない場合に緑内障手術が必要になる．網膜静脈閉塞症に硝子体出血を伴うことがあるが，発症時は眼底透見不能で原因不明なことが多く，網膜裂孔や中心窩下の出血など緊急性の高い疾患の可能性もあるため，早期手術の適応となる．

はじめに

この稿では，糖尿病網膜症と網膜静脈閉塞症(retinal vein occulusion：RVO)の手術適応について述べる．糖尿病網膜症で手術を要する状態として，増殖糖尿病網膜症における新生血管の破綻に伴う硝子体出血，増殖膜による牽引性網膜剥離，糖尿病黄斑浮腫(diabetic macular edema：DME)，血管新生緑内障(neovascular glaucoma：NVG)などがある．RVO では，黄斑浮腫，硝子体出血が挙げられる．それらの手術適応について，文献的考察を交えて述べる．

糖尿病網膜症

1．増殖糖尿病網膜症に伴う硝子体出血

硝子体出血は，糖尿病網膜症で手術適応となる状態として代表的なものである．数か月で自然に吸収されることも多いが，改善傾向にない場合には硝子体手術で硝子体ごと出血を除去する必要がある．手術の目的は出血を除去して視力を改善させるとともに，眼底透見性を改善させて十分な網膜光凝固治療を可能にすることである．

ある程度の汎網膜光凝固術が施行されている症例において，軽度の硝子体出血であれば経過観察で自然に吸収される可能性があり，硝子体手術が不要であることが多い(図 1, 2)．しかし，眼底が透見不能で視力不良な高度の硝子体出血においては手術を検討する必要がある．1 型糖尿病において，硝子体出血が発症から 4 週間経過観察しても改善しなかった症例に対し，早期硝子体手術をし

*1 Yuta KOYAMA，〒761-0793　香川県木田郡三木町大字池戸 1750-1　香川大学医学部附属病院眼科
*2 Yuki NAKANO，同
*3 Kiyoshi SUZUMA，同，教授

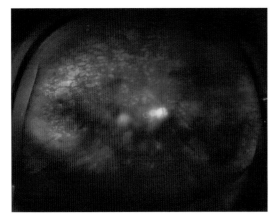

図 1. 増殖糖尿病網膜症で硝子体出血している. 出血量は比較的少なく, 眼底はおおむね透見できている. 光凝固もある程度施行されており, このような症例では経過観察が可能である.

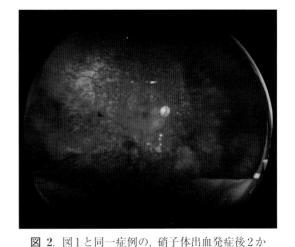

図 2. 図1と同一症例の, 硝子体出血発症後2か月時点の眼底写真
発症時に比べて明らかに出血が吸収されており, 眼底透見性が改善している.

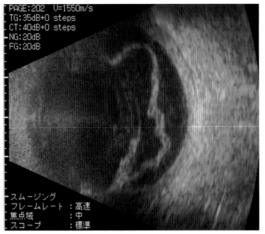

図 3. 増殖糖尿病網膜症の患者で, 硝子体出血で眼底透見不能なため超音波検査を施行. 増殖膜と牽引性網膜剥離を強く疑い手術適応と判断した.

た群と, 1年間手術せずに経過観察した群とを比較した報告では, 2年後に小数視力 0.5 以上だったものが前者では 25%, 後者では 15% であり, 早期手術をしたほうが視力予後が良いと示されている. 2型糖尿病では同様に比較しても有意差が出なかったが, 1年後の時点で自然に吸収された症例は 20% であり, 80% は結果的に硝子体手術に至っている[1].

硝子体手術装置は年々進歩しており, 結膜を温存できる 25 ゲージや 27 ゲージの経結膜無縫合硝子体手術, より高度で安定した術中眼内圧制御,

広角観察が可能なワイドビューイングシステムなどが開発された. 抗 VEGF (vascular endothelial growth factor: 血管内皮増殖因子)薬硝子体注射などの効果的な併用療法も出現し, より安全で合併症の少ない安定した手術成績が得られるようになってきている. 現在のより手術侵襲が少ない術式であれば, 2型糖尿病であっても早期手術をしたほうが視力予後が良好である可能性は高い. 硝子体出血を発症している間は患者の視力は不良であり, 糖尿病網膜症患者はもう一方の眼の視機能も低下していることがしばしばあるため, 日常生活に大きな支障をきたす. それらを考慮して, 1型, 2型糖尿病にかかわらず硝子体出血を4週間経過観察して改善兆候がない場合は, 手術を検討する必要がある[2].

2. 牽引性網膜剥離

牽引性網膜剥離は, 増殖糖尿病網膜症において増殖膜の収縮によって引き起こされる. 黄斑部に網膜剥離が及んでいる症例は, 視力予後不良な因子であるため早期の手術が必要である[2,3]. 前述した硝子体出血で眼底が視認できない症例においても, 超音波検査で増殖組織や網膜剥離の有無をしっかり確認して手術適応を判断することが重要である(図3). 黄斑部を含まない非進行性の牽引性網膜剥離は経過観察が可能だが, 抗 VEGF 薬硝子体注射は幼若な増殖膜に対して線維性変化を誘

発し，牽引性網膜剝離が進行する可能性があるため注意が必要である．硝子体手術後の視力悪化に影響した因子として，術前の虹彩ルベオーシス（図4）と黄斑部牽引性網膜剝離が指摘されている[3]．つまり，牽引性網膜剝離が黄斑部に至る前に加療する必要がある．後極部の増殖性変化がまだ軽い時期に，十分な光凝固の後に硝子体手術を行うことが長期的な視力予後のために有用であると考える．

3．糖尿病黄斑浮腫（DME）

現在 DME の治療の第一選択は，びまん性の黄斑浮腫に対しては抗 VEGF 薬硝子体注射，局所的な黄斑浮腫に対しては毛細血管瘤の直接光凝固である．しかし，びまん性の黄斑浮腫に関して硝子体注射を繰り返しても浮腫の改善が得られない治療抵抗性の症例があり，他の治療法であるトリアムシノロン（徐放性ステロイド）のテノン囊下・硝子体投与，格子状黄斑光凝固，硝子体手術を検討する必要がある．

DME に続発性の黄斑上膜や硝子体の牽引を合併している症例は，硝子体切除と内境界膜剝離を行うことが支持されている（図5，6）[2)4)]．また，レーザー治療に反応不良だった DME に対して硝子体手術が有用であったとの報告もあるが[5]，meta-analysis では硝子体手術は構造的な改善はもたらすものの，視力など機能的にはレーザー治療や経過観察と比較して優位性はないと示されている[4]．ただ，Matthew の報告[4]では硝子体手術に白内障手術を併施したかどうかは区別できていな

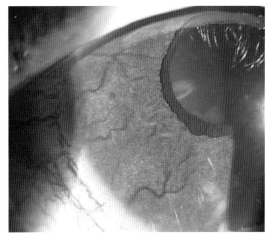

図 4．図3の患者の前眼部写真
虹彩に隆々とした新生血管を認める．

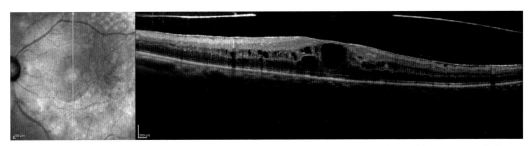

図 5．DME に黄斑上膜を合併している．このような症例は抗 VEGF 治療に抵抗することが多く積極的手術適応となる．

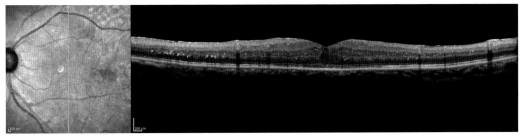

図 6．図5の症例の硝子体術後の OCT 画像
黄斑上膜が除去されており，黄斑部の形態が明らかに改善している．

い．実際に，白内障手術を併施しなかった症例の
68.6％と高率に術後白内障の進行を認めたとの報
告がある[6]．白内障手術併施の有無も考慮して比
較検討すれば，術後視力など機能的な結果の解釈
が変わる可能性がある．

その他に，度重なる硝子体注射による患者の金
銭的負担が大きくなり患者自身が手術を希望され
る場合や，心筋梗塞や脳梗塞の既往がある高齢の
患者で血管閉塞などの全身的なリスクを避ける必
要がある場合などで手術を選択するケースがある．

4．血管新生緑内障（NVG）

NVG は視力予後不良な続発緑内障である．隅
角に新生血管が発生し，房水の流出を妨げること
で眼圧が上昇する．原因は網膜など後眼部の虚血
であり，増殖糖尿病網膜症（原因疾患全体の 33％）
や虚血型網膜中心静脈閉塞症（同 33％），眼虚血症
候群（同 13％）が一般的である．基本的な治療方針
は，十分な汎網膜光凝固で相対的な網膜虚血を改
善させ，抗 VEGF 薬硝子体注射によって新生血管
を退縮させる．それに加えて，眼圧下降剤点眼を
複数種類併用して眼圧を下げることで網膜灌流を
改善させるが，保存的な治療法でも眼圧下降が得
られない場合は緑内障手術が必要になる．

術式は，線維柱帯切除術，緑内障インプラント
手術がある．だが，どちらの術式においても NVG
は手術の成功率を下げる因子とされている．アー
メド緑内障インプラント手術と，マイトマイシン
C を用いた線維柱帯切除術の術後成功率は，それ
ぞれ 1 年で 70％および 65％，2 年で 60％および
55％との報告がある[7]．

また，硝子体手術後の合併症としても NVG は
深刻な合併症の 1 つである．RVO の合併，牽引性
網膜剥離を認める重度の増殖糖尿病網膜症，
HbA1c 高値が術後 NVG の危険因子と示されてお
り，リスクの高い症例では術中の硝子体基底部ま
での十分な汎網膜光凝固を行い，特別な注意が必
要である[8]．

網膜静脈閉塞症（RVO）

1．硝子体出血

RVO の一部，特に虚血型の BRVO においては
経過中に硝子体出血をきたす症例がある．BRVO
は自覚症状がない症例もあり，硝子体出血を機に
医療機関を受診することもある．受診時には眼底
透見不能であることが多く，原因を推察する必要
がある．鑑別すべき疾患として，増殖糖尿病網膜
症，網膜裂孔，網膜細動脈瘤破裂，加齢黄斑変性
（リープ状脈絡膜血管症の破裂）などが挙げられ
る．増殖糖尿病網膜症については既往歴やもう片
眼の眼底検査で診断できるが，網膜裂孔や中心窩
下に網膜出血をきたしている場合は緊急性が高い
ため，原則的に原因不明の硝子体出血は早期の硝
子体手術の適応となる．硝子体手術で眼底透見性
を改善させ，原疾患に応じた治療が必要になる．
RVO の場合は術中の黄斑拡大観察で黄斑浮腫が
ありそうな症例には内境界膜剥離を併用し，無灌
流領域が疑われる範囲に網膜光凝固を施行するの
が一般的である．

過去に RVO の既往があり，無灌流領域がある
にもかかわらず光凝固が施行されておらず，新生
血管から硝子体出血する症例もしばしば見受けら
れる．この場合は原因が明確なので，眼底が確認
できる程度の軽度の出血であれば増殖糖尿病網膜
症と同じく経過観察で出血の吸収を待ってレー
ザー治療を行ってもよい．

2．黄斑浮腫

黄斑浮腫は RVO による視機能低下の一般的な
原因である．以前から黄斑浮腫に対して硝子体手
術が行われており，黄斑浮腫の改善や視力の向上
が報告されている[9)10]．近年，RVO に続発する黄
斑浮腫の治療として，DME と同様に抗 VEGF 薬
硝子体注射の有用性が報告され，広く使用される
ようになってきている．抗 VEGF 薬硝子体注射は
保存的な治療として最も効果的であるが，しばし
ば黄斑浮腫が再燃する症例もみられ，眼内炎のリ
スク，金銭的な負担などの問題もある．

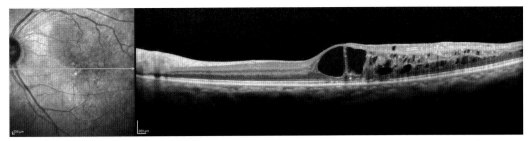

図 7. 抗 VEGF 薬硝子体注射に抵抗し，頻回に再発を繰り返す BRVO 症例の OCT 画像
患者希望もあり硝子体手術の適応とした．明らかな黄斑前膜や硝子体の牽引は認めていない．

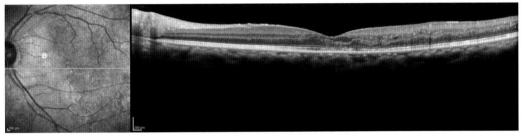

図 8. 図 7 と同一症例の硝子体術後の OCT 画像
黄斑部の形態は著明に改善している．このように黄斑前膜や硝子体の牽引を認めない症例であって
も手術が奏効することがある．

治療後に網膜剥離になるリスクは硝子体手術後で 1.77％，硝子体注射後で 0.013〜0.10％と前者が 10〜100 倍高く，術後眼内炎になるリスクは硝子体手術後で 0.02〜0.03％，硝子体注射後 0.036〜0.09％との報告がある[10]．この確率をみると網膜剥離の併発症に関して硝子体手術のほうがリスクが高いように思われるが，複数回の注射は潜在的に単回の硝子体手術よりも眼内炎のリスクを高める可能性があり，何度も再燃を繰り返す症例に対しては，硝子体手術も治療の選択肢として検討する必要があると考える．ただ，どの程度再燃を繰り返した場合に手術適応とするか具体的に述べた報告は見当たらなかった．臨床的には，DME と同様に抗 VEGF 薬硝子体注射への抵抗性（図 7，8），患者の金銭的負担，心筋梗塞や脳梗塞の既往などを考慮して手術を選択する症例がある．黄斑上膜や硝子体の牽引を認める場合はもちろん硝子体手術の良い適応である．

文　献

1) The Diabetic Retinopathy Vitrectomy Study Research Group：Early vitrectomy for severe vitreous hemorrhage in diabetic retinopathy. Two-year results of a randomized trial. Diabetic Retinopathy Vitrectomy Study report 2. Arch Ophthalmol, **103**(11)：1644-1652, 1985.

2) Sharma T, Fong A, Lai TY, et al：Surgical treatment for diabetic vitreoretinal disease：a review. Clin Exp Ophthalmol, **44**(4)：340-354, 2016.
   Summary 糖尿病網膜症の手術適応についてよくまとまっている文献．

3) 村松昌裕，横井匡彦，村松敦子ほか：増殖糖尿病網膜症の硝子体手術成績と手術適応の検討．日眼会誌，**110**：950-960，2006.

4) Simunovic MP, Hunyor AP, Ho IV：Vitrectomy for diabetic macular edema：a systematic review and meta-analysis. Can J Ophthalmol, **49**(2)：188-195, 2014.
   Summary 糖尿病黄斑浮腫に対する硝子体手術の有効性や手術適応を検討した文献．

5) Yanyali A, Horozoglu F, Celik E, et al：Pars plana vitrectomy and removal of the internal limiting membrane in diabetic macular edema unresponsive to grid laser photocoagulation. Eur J Ophthalmol, **16**：573-581, 2006.

6) Jackson TL, Nicod E, Angelis A, et al：PARS-PLANA VITRECTOMY FOR DIABETIC MACULAR EDEMA：A Systematic Review, Meta-Analysis, and Synthesis of Safety Literature. Retina, **37**(5)：886-895, 2017.

7) Shen CC, Salim S, Du H, et al : Trabeculectomy versus Ahmed Glaucoma Valve implantation in neovascular glaucoma. Clin Ophthalmol, **5** : 281-286, 2011.

8) Liang X, Zhang Y, Li YP, et al : Frequency and Risk Factors for Neovascular Glaucoma After Vitrectomy in Eyes with Dabetic Retinopathy : An Observational Study. Dabeties Ther, doi:10.1007/s13300-019-0644-0, 2019.

9) Kumagai K, Ogino N, Fukami M, et al : Three treatments for macular edema because of branch retinal vein occlusion : intravitreous bevacizumab or tissue plasminogen activator, and vitrectomy. Retina, **32**(3) : 520-529, 2012.

10) Nishida A, Kojima H, Kurimoto Y, et al : Five-year outcomes of pars plana vitrectomy for macular edema associated with branch retinal vein occulusion. Clin Ophthalmol, **17**(11) : 369-375, 2017.

MB OCULI. No. 82：55－64, 2020

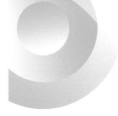

特集／眼科手術の適応を考える

黄斑部手術の適応

OCULISTA

平田　憲*

Key Words： 光干渉断層計(optical coherence tomography：OCT)，後部硝子体剝離(posterior vitreous detachment：PVD)，網膜前膜(epiretinal membranes：ERM)，黄斑円孔(macular hole)，近視性黄斑分離症(myopic foveoschisis)

Abstract：黄斑疾患の診断は，光干渉断層計(OCT)の普及により格段に進歩を遂げた．本稿では日常診療で遭遇する網膜硝子体界面病変の病態と手術適応について述べる．

　網膜前膜は日常診療で一般的に遭遇する疾患で，進行は緩徐だが，視力低下進行例や変視症がある場合，手術適応となる．変視症は術後も残存する場合が多く，術前の変視量の把握が重要である．手術は網膜前膜剝離である．内境界膜(ILM)剝離は網膜前膜の再発予防に効果的だが，網膜内層の機械的傷害をもたらす可能性がある．黄斑円孔は，基本的に全例手術適応となる．後部硝子体剝離の作製，ILM 剝離，ガスタンポナーデで 95％以上の閉鎖を得る．長期経過例，巨大円孔では ILM 翻転法が有用である．近視性網膜分離症は，後部ぶどう腫を伴う病的近視眼にみられる．全層円孔に至る場合もあり，視力低下，変視症の増加があれば手術適応となる．手術は網膜表面の膜剝離，中心窩周囲の ILM 剝離が安全かつ有用である．

網膜硝子体界面の解剖と加齢変化

　若年者では，硝子体は網膜面と強固に接着しているが，年齢が上がるとともに後部硝子体皮質前ポケットと呼ばれる液化腔が形成される．ポケットの後面には薄い硝子体皮質があり，網膜面と接着している(図 1-A)．後部硝子体皮質が収縮すると黄斑周囲から剝離が始まり(図 1-B)，さらに中心窩周囲まで及ぶ(図 1-C)．やがて黄斑部硝子体は剝離する(黄斑部硝子体剝離：図 1-D, E)．この際に黄斑部に硝子体膜が残存する場合があり，網膜前膜形成時の細胞の増殖の場となる可能性がある(図 1-E)．最終的に視神経乳頭部の硝子体が外れることで後部硝子体剝離が完成する(図 1-F)[1]．

* Akira HIRATA，〒812-0011　福岡市博多区博多駅前 4-23-35　林眼科病院

網膜前膜

1．病態および疫学

　網膜前膜は，1865 年に Iwanoff によって初めて報告された疾患で，epiretinal membranes, epimacular membranes, cellophane maculopathy, preretinal macular gliosis, macular pucker, preretinal vitreous membranes, surface wrinkling maculopathy など，眼底の特徴的所見によりさまざまな呼称があるが，共通していえることは網膜表面にシート状の増殖した線維性構造物が付着していることである(図 2)．膜成分は，無血管で細胞を含む線維性膜である．細胞成分はグリア細胞，網膜色素上皮細胞，マクロファージ，線維芽細胞など多岐にわたる．網膜前膜形成に関わる病態として，網膜裂孔・網膜剝離，網膜血管の閉塞性疾患，眼内炎症，硝子体出血などがある(続発性網膜前膜)が，網膜前膜の多くは明らかな先

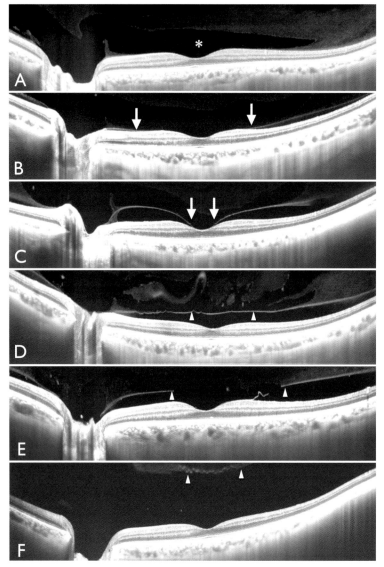

図 1. 後部硝子体剝離の進行過程(Itakura, Kishi の分類による)(文献 1 より)
A：Stage 0：後部硝子体剝離(PVD)はない. 後部硝子体皮質前ポケット(＊)を
　認める.
B：Stage 1：傍黄斑部硝子体剝離(paramacular PVD). 後部硝子体皮質の剝離
　(矢印)が黄斑部近傍にみられる.
C：Stage 2：傍中心窩硝子体剝離(perifoveal PVD). 後部硝子体皮質の剝離
　(矢印)が中心窩近傍まで進む.
D：Stage 3a：中心窩硝子体剝離(vitreofoveal separation). 後部硝子体皮質剝
　離(矢頭)がみられ, かつ後部硝子体皮質は連続している. 視神経乳頭部の接
　着はある.
E：Stage 3b：中心窩硝子体剝離. 後部硝子体皮質剝離(矢頭)がみられ, かつ
　後部硝子体皮質は破綻している. 視神経乳頭部の接着はある.
F：Stage 4：完全後部硝子体剝離(complete PVD)

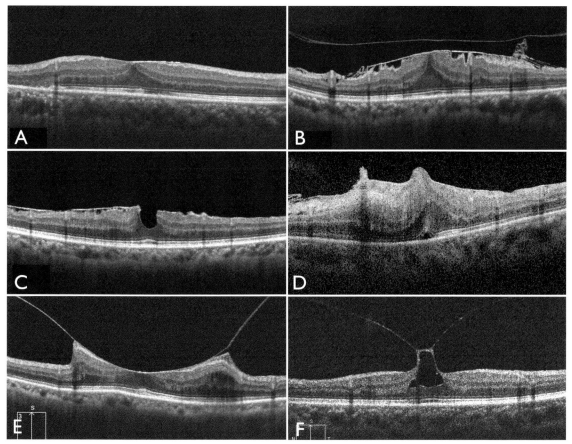

図 2. 網膜前膜（A〜D）および網膜硝子体牽引症候群（E，F）の OCT 所見

A：網膜の変形がほとんどない網膜前膜

B：網膜前膜による網膜内層のしわを認めるが，黄斑浮腫や網膜出血，滲出性変化はない.

C：網膜前膜による網膜内層のしわを認めるが，中心窩への牽引はない（黄斑偽円孔）.

D：網膜全層に及ぶ皺襞を認める.

E：広い網膜硝子体牽引

F：限局した網膜硝子体牽引. 中心窩内に囊胞様変化を認める.

行病態のない，いわゆる特発性網膜前膜である.
特発性網膜前膜の75〜93％に後部硝子体剝離が
みられ，硝子体剝離後の網膜面に残存した後部硝
子体皮質が網膜前膜の発症に関わる.

網膜前膜は成人の9.1％にみられ，女性が男性
の1.3倍である[2]. 両眼性は3割である. 加齢と
ともに頻度は高くなり，50歳で約2％，75歳で
20％とされる. 続発性網膜前膜では網膜剝離術後
が最も多い.

2．臨床所見

網膜前膜は通常無症状だが，一部の患者では網
膜前膜の収縮による網膜の変形をきたし，視力低
下や変視症（metamorphopsia）を引き起こす. 網
膜前膜では求心性の網膜内層の収縮をきたすこと
が多く，網膜面に映った像を過大に認知するた
め，左右の像の大きさの不均衡（不等像視），特に
網膜前膜眼が大きく見える大視症（macropsia）を
訴えることが特徴的である.

後部硝子体剝離が生じていない網膜前膜は，硝
子体網膜界面に線維性細胞増殖がみられ，網膜硝
子体間の接着が増し，形態的異常を引き起こす.
後部硝子体剝離のある網膜前膜と比較し，前後方
向への牽引が強く，網膜硝子体牽引症候群と称さ
れる（図2-E，F）.

網膜前膜の病期分類についてはいくつか提唱さ
れているが，広く用いられているのは細隙灯顕微

表 1. 網膜前膜の病期分類

Grade 0	半透明の膜がみられるが，網膜の変形はない（図2-A）.
Grade 1	網膜内層の不規則なしわ(cellophane appearance)があるが，黄斑浮腫，網膜出血，滲出性変化，色素上皮の障害はない（図2-B, C）.
Grade 2	不透明な厚い膜で網膜全体の変形を生じている（黄斑皺襞：図2-D）.

鏡所見をもとに分類された Gass の分類である（表1）. 近年では光干渉断層計(OCT)の導入により，OCT 所見に基づいた分類も試みられている. Stevenson らは病因と所見から，網膜前膜を OCT にて網膜硝子体界面に高反射の膜様構造物を認めるものと定義し，疾患の原因から特発性(明らかな随伴病変がないもの)，原発性(後部硝子体剝離に続発するもの)，続発性(網膜前膜形成の原因となる明らかな疾患を認めるもの)に分類し，中心窩網膜厚を250μm(Stratus OCT)あるいは320μm(Spectralis OCT)により正常か肥厚かに分類し，さらに ellipsoid zone の構造が正常か途切れているかにより，さらに分類している[3].

3．手術適応の考え方

基本的に grade 0 は経過観察，grade 2 は硝子体手術の適応と考える. Grade 1 については患者の自覚症状の有無，経時的な変化の有無，併存する白内障の有無によって決定する. 視力が正常で，変視症の訴えもなければ基本的に経過観察とし，半年ごとに経過観察を行う. 硝子体手術を積極的に考える目安として，筆者は，①視力が矯正 0.8 まで低下する場合，②変視症の自覚が強いか増悪している場合，③OCT による中心窩網膜厚が 350 μm を超えるか，進行性に増加する場合，もしくは ellipsoid zone が不整である場合，としている. 変視症は術後にも残存する症例が多く，Amsler chart によるスクリーニングに加え，M-charts による定量化も有用である[4]. 不等像視の定量には New Aniseikonia test が有用であるが，再現性に欠けることが多い. 近年の OCT angiography の導入により，網膜表面の血管構築が容易に観察できるようになった（図3）. 中心窩無血管領域（FAZ）の左右の面積比は不等像視量と有意な相関を示し，網膜前膜眼の FAZ 面積が僚眼の 40%

以下になると術後残存不等像視量が 2% 以上になることがわかり，筆者は術後の残存不等像視量の予測に用いている[5].

白内障を有する患者では白内障手術後に網膜前膜が出現する場合や，術後に進行する場合がある. また網膜前膜がある場合，白内障手術後に黄斑浮腫を生じる頻度が高いことから，白内障手術時に網膜前膜の同時手術も積極的に考えていくべきである[6]. 緑内障眼では硝子体手術後に中心網膜感度が低下する場合がある[7]. また，硝子体手術後に，続発緑内障が生じる頻度が15〜20%との報告もあり，緑内障進行例における手術適応は慎重に行うべきである.

手術は硝子体切除および網膜前膜剝離である. 基本的には内境界膜(internal limiting membrane：ILM)剝離は必須ではないが，網膜前膜剝離時に ILM が部分的に剝離する例が多く，ILM 剝離を追加することが多い. ILM 剝離は網膜前膜の再発抑制効果はあるものの，網膜内層の機械的傷害をもたらす（図4）[8]. また，術後視力の回復は ILM 剝離未施行例に比べ遅いとの報告もあり，術後視機能の長期的な検討が必要である.

黄斑円孔

1．病態および疫学

黄斑円孔は1969年に Knapp によって報告された疾患であり，黄斑部の内境界膜から色素上皮まで感覚網膜全層の裂隙として定義される（図5）. 米国の報告では 55 歳以上の 0.33% で起こるとされ，70 代にピークがある. アジア人の報告では高齢者の 0.16% であるとの報告がある. 女性に多い. 12% の頻度で僚眼に黄斑円孔が生じるとされる. 原因により，特発性，外傷性，近視性，続発性(網膜剝離術後など)に分類されるが，特発性黄斑円孔が最も多い. 黄斑円孔の形成は黄斑部に付着する後部硝子体による前方への牽引と黄斑周囲の接線方向への牽引によると考えられる. 外傷性黄斑円孔では硝子体の牽引に加え，眼球変形による前後方向の圧縮と後極部・周辺部の眼球の伸展

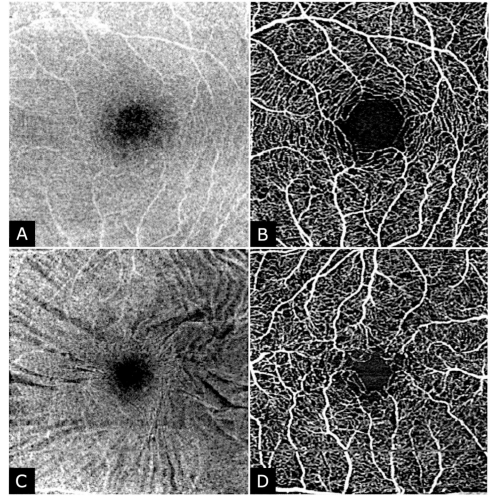

図 3. 片眼性の網膜前膜患者の正常眼（A，B）および網膜前膜眼（C，D）の OCT en face 画像

A：正常眼の網膜表層の OCT en face 画像．網膜表面は平滑である．

B：同部位の OCT angiography

C：網膜前膜眼の網膜表層の OCT en face 画像．放射状に走るひだを認める．

D：同部位の OCT angiography．中心窩無血管領域の縮小を認める．

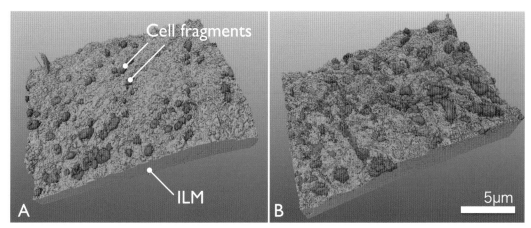

図 4. 黄斑円孔および網膜前膜の手術時に摘出した内境界膜標本の電子顕微鏡による三次元再構築画像（文献 8 より）

A：黄斑円孔手術時に剝離した内境界膜．剝離した網膜面が上側にある．ミュラー細胞の一部が付着している．

B：網膜前膜手術時時に剝離した内境界膜．ミュラー細胞の断片は黄斑円孔に比べ有意に多い．

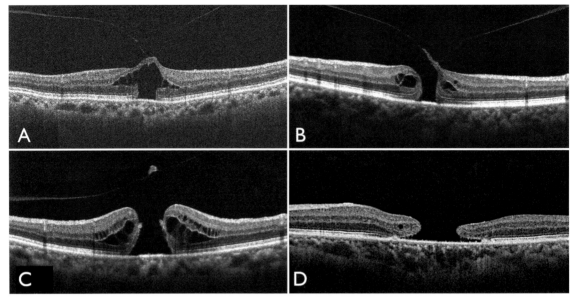

図 5. 黄斑円孔の OCT 所見
A：Stage 1B：後部硝子体皮質の黄斑部への接着があり，網膜外層が離開し，外層孔を形成している．
B：Stage 2：後部硝子体皮質の牽引により，網膜内層に裂隙が生じ，全層円孔を形成している．
C：Stage 3：後部硝子体皮質がはずれ，円孔前壁の一部が蓋となって付着．円孔縁は囊胞様浮腫(fluid cuff)を
　形成している．
D：Stage 4：視神経乳頭部の硝子体がはずれ，完全後部硝子体剝離を形成している．

表 2. 黄斑円孔の病期分類

Gass 分類	IVTSG 分類
Stage 1：切迫黄斑円孔 中心窩囊胞様変化(Stage 1A)や網膜外層の離開(Stage 1B，図 5-A)により細分化	網膜硝子体牽引のみ(黄斑円孔はない)
Stage 2：小さい(＜400 μm)黄斑円孔で後部硝子体剝離はない(図 5-B)	Small(≦250 μm) Medium(＞250，≦400 μm)
Stage 3：大きい(≧400 μm)黄斑円孔で後部硝子体剝離はない(図 5-C)	大型(＞400 μm) の黄斑円孔で網膜硝子体牽引を伴う
Stage 4：後部硝子体剝離を伴う黄斑円孔(図 5-D)	網膜硝子体牽引のない黄斑円孔

が関与し，弾性の小さい内境界膜および Bruch 膜の断裂が生じ，黄斑円孔および脈絡膜破裂が生じる．近視性黄斑円孔では，眼軸長の延長により，網膜の後方移動が硝子体の牽引を増強する．続発性の黄斑円孔では，網膜前膜形成による不均一な網膜牽引や囊胞様黄斑浮腫の存在が円孔形成に関与する．

2．臨床所見

黄斑円孔が生じると早期から視力低下や変視症(metamorphopsia)を引き起こす．黄斑円孔では遠心性の網膜移動をきたしているため，中心部分が欠けた，すぼむような像として認知することが特徴的である．

病期分類は細隙灯顕微鏡所見をもとにした Gass の分類が最も用いられるが[9]，近年では International Vitreomacular Traction Study Group(IVTSG)により，OCT 所見をもとに黄斑円孔の大きさと網膜硝子体牽引の有無に着目した分類が提唱されている(表 2)[10]．

3．手術適応の考え方

特発性黄斑円孔 stage 1 は経過観察により 50％が自然に改善するとされるため，原則経過観察でよいが，視力不良例や変視症の訴えが強い場合，あるいは OCT にて網膜の牽引が進行する場合は硝子体手術による硝子体牽引の解除を行う．Stage 2〜4 は全例硝子体手術の適応と考えるが，

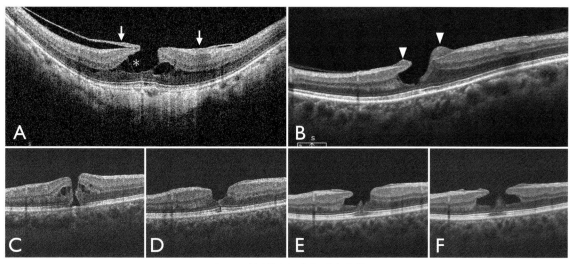

図 6. 分層黄斑円孔と形成過程

A：牽引型分層黄斑円孔. 網膜前膜(矢印)があり, 網膜の牽引がみられる.

B：変性型分層黄斑円孔. Lamellar hole-associated epiretinal proliferation(矢頭)がみられるが, 網膜前膜はない.

C～F：黄斑円孔が手術待機中に自然閉鎖し, 経過観察となった症例. 円孔閉鎖後(C, D), 1 年後に分層円孔 となり(E), 3 年後網膜内の裂隙は拡大傾向にある(F). 全経過を通じ, ellipsoid zone の配列の乱れがある.

stage 2, 3 の数％に自然閉鎖がみられる. 若年者 の外傷性黄斑円孔は約 40％で自然閉鎖するとの 報告があり, また, 円孔径が小さいほど閉鎖率が 高い[11]. 受傷後数か月は経過観察を行ってもよい と考える.

治療は硝子体手術(硝子体切除, 人工的後部硝 子体剝離作製, ILM 剝離, ガスあるいは空気によ るタンポナーデ)である. 円孔径が大きい(400 μm 以上)黄斑円孔や陳旧性黄斑円孔では円孔閉鎖が 得られない場合があり, inverted ILM flap tech- nique を用いる. 本法は円孔周囲の ILM を全周性 にフラップとして残し, 円孔側に翻転し, 円孔上 に被覆する術式であり[12], 近視性黄斑円孔・黄斑 円孔網膜剝離においても良好な解剖学的復位が得 られる[13].

黄斑偽円孔・分層円孔

1. 病 態

IVTSG による黄斑偽円孔の定義は, ①中心窩 の陥入, あるいは盛り上がった状態で, ②周囲に 網膜前膜が存在し, ③黄斑部の輪郭が急峻ではあ るが中心窩網膜厚は正常である, ④網膜組織の欠 損はない, とされる. 黄斑偽円孔は基本的に網膜 前膜の亜型で, 中心窩網膜における牽引のない網

膜前膜と考えてよい(図 2-C).

分層円孔は, ①黄斑部の輪郭が不規則で, ②中 心窩内層が欠損しているように見え, ③網膜内 (典型的な場合, 外網状層と外顆粒層の間で)網膜 に裂隙(分離)が生じている, ④視細胞層は正常で ある, と定義される(図 6). Govetto らは分層円孔 を牽引型分層円孔と, 網膜に対する牽引がみられ ない変性型分層円孔に分類し[14], 両者は異なる病 態によって生じると考えられている. 牽引型分層 円孔は黄斑偽円孔が進行した病態と考えられ, 黄 斑偽円孔に比べ網膜牽引が強く, 牽引の方向に偏 りがある(図 6-A). 変性型分層円孔の形成には切 迫黄斑円孔の前壁がはずれるか, 黄斑円孔が自然 閉鎖した場合にみられることがあり, 網膜前膜を 伴わないことが多い(図 6-C～F). 変性型分層円 孔では lamellar hole-associated epiretinal prolif- eration(LHEP)と呼ばれる網膜前膜とは異なる黄 色調の組織が網膜内層の欠損部の周囲にみられる (図 6-B). LHEP にはミュラー細胞が含まれてお り, 網膜内の細胞が遊走して形成されたものであ ると考えられている[15]. 変性型分層円孔は視力不 良例が多く, 網膜内層の欠損部が大きく, 外層網 膜が菲薄化し, しばしばellipsoid zoneの途切れが みられる.

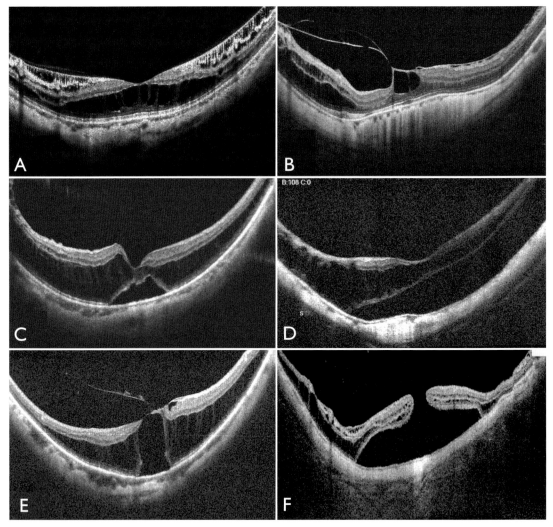

図 7. 近視性網膜分離症と随伴所見
A：網膜外層および内層いずれにも網膜分離症を認める.
B：中心窩への硝子体皮質の牽引があり, 囊胞様変化を伴う.
C：中心窩下に限局した膜剝離がみられる.
D：網膜剝離の拡大がみられる.
E：全層円孔を形成している.
F：後部ぶどう腫内に広がる黄斑円孔網膜剝離を認める.

2．手術適応の考え方

　黄斑偽円孔および牽引型分層円孔は網膜前膜の一型であり, 手術適応は網膜前膜に準ずる. 変性型分層円孔は牽引型分層円孔に比べ, 視力不良例が多く, 手術による改善効果は乏しいと考えられてきたが, LHEP を網膜内層欠損部に埋め込む術式が考案され, 視機能, 黄斑形態の改善がみられるとの報告があり, 手術適応は拡大していくものと考える[16].

近視性網膜分離症

1．病態および疫学

　病的近視では眼軸の延長や眼球後部の局所的な突出である後部ぶどう腫に伴い, さまざまな病変（網膜の牽引, 黄斑部の分離様所見, 網膜肥厚, 分層円孔, 網膜剝離）がみられ, 近視性牽引黄斑症（myopic traction maculopathy）と総称される[17]. 近視性網膜分離症（myopic macular retinoschisis）は Takano らによって 1999 年に初めて報告された近視性牽引黄斑症の一型で，病的近視眼の後極部に生じる網膜の内層もしくは外層が分離する病態である[18]．近視性網膜分離症は後部ぶどう腫を伴う病的近視眼の 9〜34％にみられる[17][19]．網膜分離は眼軸延長，後部ぶどう腫形成による網膜の後方への偏位と，硝子体皮質の牽引，網膜前膜形成，内境界膜の剛性，網膜血管による牽引などの網膜の前方への牽引力によって生じると考えられる．

2．臨床所見

一般的に視力は不良な場合が多い．網膜分離に加え，網膜剥離の併発や，脈絡膜萎縮がみられる場合，より視力は悪化する．診断は OCT が確実である（図 7）．網膜は層状に分離し，層間を規則正しく配列した柱状の組織が連結している．層間分離は一般に外網状層から起こるが，内網状層にも及ぶ．En face 画像では中心窩から放射状に配列する光学的空隙がみられる．近視性網膜分離症そのものの進行は緩徐であるが，網膜分離の範囲が広いほどより進行しやすい[20]．網膜剥離や分層円孔，全層黄斑円孔を生じると重篤な視力低下をきたす．

3．手術適応の考え方

視力低下，OCT による網膜分離の進行，網膜剥離の出現は手術を積極的に考える所見である．術後視力不良の因子として，術中合併症，術前視力不良例，長眼軸長，深い後部ぶどう腫，ellipsoid zone の破綻，中心窩網膜の菲薄化，脈絡膜の菲薄化があり，形態的改善が必ずしも機能的回復につながらないこともあるため，術前の十分な説明は重要である．術中合併症，特に黄斑円孔とその後の網膜剥離は術後視機能に大きく関わる．近年，中心窩の ILM を残し，周囲の ILM のみを剥離する方法が考案され，良好な術後成績を示していることから，早期の手術介入は有用であると考える[21]．

文　献

1）Itakura H, Kishi S：Evolution of vitreomacular detachment in healthy subjects. JAMA Ophthalmol, **131**：1348-1352, 2013.

2）Xiao W, Chen X, Yan W, et al：Prevalence and risk factors of epiretinal membranes：a systematic review and meta-analysis of population-based studies. BMJ Open, **7**：e014644, 2017.

3）Stevenson W, Prospero Ponce CM, Agarwal DR, et al：Epiretinal membrane：optical coherence tomography-based diagnosis and classification. Clin Ophthalmol, **10**：527-534, 2016.

4）Okamoto F, Sugiura Y, Okamoto Y, et al：Time course of changes in aniseikonia and foveal microstructure after vitrectomy for epiretinal membrane. Ophthalmology, **121**：2255-2260, 2014.
　　Summary　網膜前膜の手術では視力は有意に改善するものの，不等像視はほとんど改善しないことを報告した．

5）Hirata A, Nakada H, Mine K, et al：Relationship between the morphology of the foveal avascular zone and the degree of aniseikonia before and after vitrectomy in patients with unilateral epiretinal membrane. Graefes Arch Clin Exp Ophthalmol, **257**：507-515, 2019.

6）Fong CS, Mitchell P, Rochtchina E, et al：Incidence and progression of epiretinal membranes in eyes after cataract surgery. Am J Ophthalmol, **156**：312-318, e311, 2013.

7）Tsuchiya S, Higashide T, Sugiyama K：Visual field changes after vitrectomy with internal limiting membrane peeling for epiretinal membrane or macular hole in glaucomatous eyes. PLoS One, **12**：e0177526, 2017.

8）Hirata A, Murata K, Hayashi K, et al：Three-dimensional analysis of peeled internal limiting membrane using focused ion beam/scanning electron microscopy. Transl Vis Sci Technol, **7**：15, 2018.
　　Summary　ILM 剥離は全例にミュラー細胞の傷害を引き起こすことに加え，黄斑円孔と比較し，網膜前膜の ILM 剥離はよりミュラー細胞の傷害が起こることを報告した．

9）Gass JD：Reappraisal of biomicroscopic classification of stages of development of a macular hole. Am J Ophthalmol, **119**：752-759, 1995.

10）Duker JS, Kaiser PK, Binder S, et al：The International Vitreomacular Traction Study Group classification of vitreomacular adhesion, traction, and macular hole. Ophthalmology, **120**：2611-2619, 2013.

11）Miller JB, Yonekawa Y, Eliott D, et al：Long-term Follow-up and Outcomes in Traumatic Macular Holes. Am J Ophthalmol, **166**：206-207, 2016.

12）Michalewska Z, Michalewski J, Adelman RA, et al：Inverted internal limiting membrane flap technique for large macular holes. Ophthalmology, **117**：2018-2025, 2010.
Summary 大きい黄斑円孔に対し，翻転した内境界膜フラップで円孔を覆うことで，円孔の閉鎖率が向上するとともに機能的改善も得られることを報告した．

13）Kuriyama S, Hayashi H, Jingami Y, et al：Efficacy of inverted internal limiting membrane flap technique for the treatment of macular hole in high myopia. Am J Ophthalmol, **156**：125-131, e121, 2013.

14）Govetto A, Dacquay Y, Farajzadeh M, et al：Lamellar Macular Hole：Two Distinct Clinical Entities? Am J Ophthalmol, **164**：99-109, 2016.

15）Pang CE, Maberley DA, Freund KB, et al：Lamellar hole-associated epiretinal proliferation：a clinicopathologic correlation. Retina, **36**：1408-1412, 2016.

16）Shiraga F, Takasu I, Fukuda K, et al：Modified vitreous surgery for symptomatic lamellar macular hole with epiretinal membrane containing macular pigment. Retina, **33**：1263-1269, 2013.

17）Panozzo G, Mercanti A：Optical coherence tomography findings in myopic traction maculopathy. Arch Ophthalmol, **122**：1455-1460, 2004.

18）Takano M, Kishi S：Foveal retinoschisis and retinal detachment in severely myopic eyes with posterior staphyloma. Am J Ophthalmol, **128**：472-476, 1999.

19）Baba T, Ohno-Matsui K, Futagami S, et al：Prevalence and characteristics of foveal retinal detachment without macular hole in high myopia. Am J Ophthalmol, **135**：338-342, 2003.

20）Shimada N, Tanaka Y, Tokoro T, et al：Natural course of myopic traction maculopathy and factors associated with progression or resolution. Am J Ophthalmol, **156**：948-957, e941, 2013.

21）Shimada N, Sugamoto Y, Ogawa M, et al：Fovea-sparing internal limiting membrane peeling for myopic traction maculopathy. Am J Ophthalmol, **154**：693-701, 2012.
Summary 近視性網膜分離症の手術において，中心窩の内境界膜を残し，周囲のみを剝離することで，術後黄斑円孔の発生が抑えられ，機能的・解剖学的改善が得られたと報告した．

MB OCULI. No. 82：65−73, 2020

特集／眼科手術の適応を考える

眼形成手術の適応

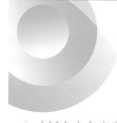

山中行人[*1]　　渡辺彰英[*2]

Key Words： 眼瞼下垂(ptosis)，睫毛内反症(epiblepharon)，眼瞼内反症(entropion)，外反症(ectropion)，涙小管断裂(canalicular laceration)，霰粒腫(chalazion)，眼窩骨折(orbital fracture)，兎眼(lagophthalmos)

Abstract： 眼形成疾患においてその手術適応を決定するには，各々の疾患の病態を正確に捉える必要がある．眼窩骨折・外反症・涙小管断裂・甲状腺眼症といった少し専門性の高い疾患のみならず，眼瞼下垂・内反症・霰粒腫といった日常診療で頻繁に遭遇する疾患であっても，実際に手術を行う立場でなければその手術適応について自信を持って決定できない眼科医は多いのではないだろうか．
例えば眼瞼下垂に対する術式としては，挙筋腱膜前転術と吊り上げ術に大別されるであろうし，内反症に対する術式としては，Hotz 変法，睫毛根ブロック切除術，そして Jones 変法といった術式が挙げられる．これらの術式について，どのように選択するかをしっかりと理解していただいているだろうか．本稿では眼形成領域の代表的な疾患と，その手術適応について，明日からの外来診療に役立つようわかりやすく解説する．本稿が眼形成疾患の手術適応に苦手意識のある先生方の一助になれば幸いである．

はじめに

　ある程度の経験を積んだ眼科医であれば，白内障手術をどのタイミングで施行するかについて自身の基準があるかと思われる．しかし，眼形成疾患の手術タイミングについてはどうだろうか？自信を持って患者さんに手術を勧めることができるだろうか．例えば眼瞼下垂であれば，どの程度であれば手術が望ましいと考えているだろうか．さらにその術式についても自信をもって選択できるだろうか？

　眼形成手術の適応に自信を持てない一般眼科医にとって，本稿が知識を深める一助になれば幸い

[*1] Yukito YAMANAKA，〒474-8511　大府市森岡町7-430　国立長寿医療研究センター眼科，医長
[*2] Akihide WATANABE，〒602-8566　京都市上京区河原町通広小路上る梶井町 465　京都府立医科大学眼科学教室

である．

眼瞼下垂

　眼瞼下垂は，MRD(margin reflex distance)が3.5 mm 以下となった状態である[1]．MRD が 2.0 mm 以下になると上方視野が約30％制限されるとの報告[2]もあるため，自覚症状がある患者には積極的な手術加療が望ましいと考える．

　眼瞼下垂はその原因により，先天性と後天性に大別される．後天性の眼瞼下垂で手術適応となるのは，自覚症状(上方の視野狭窄に加えて眼精疲労に伴う肩こりや眼深部痛など)を訴える患者で，眼瞼下垂により QOV(quality of vision)の低下をきたしている症例である．おおむね MRD が 2 mm 以下の症例や，前頭筋を用いて開瞼している症例(眉毛部を押さえると眼瞼下垂の程度がわかりやすい)が良い手術適応といえる．先天性眼瞼下垂

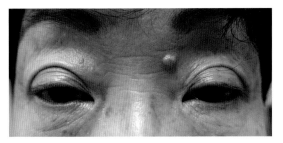

図 1. 両眼瞼下垂

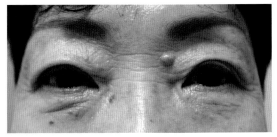

図 2. 眼瞼下垂術後
図1の症例に対して挙筋腱膜のみの前転術を施行した.

では，ほとんどの症例で挙筋機能がなく，著明な眼瞼下垂をきたしているが，屈折異常を伴わなければ先天性眼瞼下垂が原因で弱視になることはない．視野狭窄の改善とともに整容的改善を目的として幼少期に手術加療を行うことが多い.

眼瞼下垂の手術適応を決定する際の鑑別疾患としては，Horner 症候群や動眼神経麻痺などの神経原性下垂，重症筋無力症や慢性進行性外眼筋麻痺といった筋原性下垂，打撲が原因の外傷性眼瞼下垂，眼窩腫瘍による機械性の眼瞼下垂，そして見落としがちな眼瞼痙攣などの疾患を念頭に置く必要がある.

眼瞼下垂には多くの術式があるが，どの術式を選択するかは患者の挙筋機能によって左右される.

加齢性，ハードコンタクトレンズ長期装用による眼瞼下垂，内眼手術後に起こる眼瞼下垂は後天性の眼瞼下垂であり，挙筋機能がある程度存在するため，挙筋短縮術（前転術）が選択される．一般的に挙筋短縮術といえば，上眼瞼挙筋の Whitnall 靱帯よりも末梢である上眼瞼挙筋腱膜（aponeurosis）単独の前転術（aponeurotic advancement），そして挙筋とミュラー筋の両者の短縮術（levator resection）などがある.

挙筋腱膜前転術は，挙筋機能がある程度存在する眼瞼下垂がその良い適応となる．挙筋機能が10 mm 以上ある症例ではあまり問題とならないが，挙筋機能がやや悪い症例では挙筋腱膜の前転量が多くなり，下方視時の lid lag（眼瞼の置き去り現象）や閉瞼不全，兎眼の原因となるため注意が必要である（図 1, 2）.

挙筋機能が6〜7 mm 以下の眼瞼下垂に対しては，挙筋腱膜単独の短縮では十分な眼瞼の挙上を

得られないこともしばしばあるため，挙筋腱膜とミュラー筋を同時に短縮する方法が望ましい．挙筋機能がない，あるいは非常に弱い（2 mm 以下）症例では，挙筋短縮術によって十分な上眼瞼の挙上を得られないことが多く，ナイロン糸やゴアテックス®シートを用いた吊り上げ術を選択する．ナイロン糸による吊り上げ術は，侵襲が少なく，広範囲の瘢痕をきたさないことや，手術時間が短いという利点があり，乳幼児もしくは高齢者が良い適応となる．ゴアテックス®シートによる吊り上げ術は，ナイロン糸による吊り上げ術と比べて眼瞼下垂の再発が少なく，高度な眼瞼下垂にも対応可能な点が利点である．その反面，ゴアテックス®シートが人工物であるため，感染や露出，肉芽形成といった合併症が生じることもある．生体材料として大腿筋膜を用いて吊り上げ術を行う方法もあるが，術後長期間の経過で筋膜が周辺組織と癒着することで深刻な瘢痕拘縮を引き起こすことがある.

内反症

内反症には，睫毛内反症と睫毛乱生症，そして眼瞼内反症があるが，これらを混同している眼科医も少なくない．内反症の手術適応を決定するには，各々の病態をきちんと理解しておくことが必要である.

睫毛内反症（図3）は，乳幼児や小児において，眼瞼の位置に異常がないにも関わらず，睫毛が角膜や結膜に接触している状態であり，上下いずれの眼瞼にも起こりうる．特に内眼角贅皮があると，水平方向への牽引が生じ，重症化しやすい．好発部位は上下眼瞼鼻側である．また，中高年齢

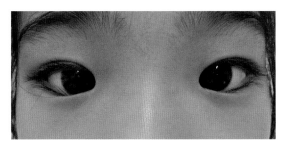

図 3. 両睫毛内反症

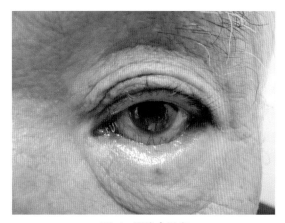

図 4. 眼瞼内反症

者においては，加齢や重力の影響で，上眼瞼の余剰皮膚が睫毛を下方に押し下げることで睫毛内反をきたすこともある．睫毛内反では瞼板の回旋はなく眼瞼前葉（皮膚・眼輪筋）が後葉に対して相対的に余剰となるのが原因であり，lower eye lid retractors（LER）の皮下への穿通枝の先天的脆弱が原因である．

睫毛乱生症は，眼瞼および眼球の位置関係は正常であり，ほとんどの睫毛も外側に向けて正常に発育するにも関わらず，一部の睫毛の生育する部位や方向が異常であるために角膜や結膜に接触している状態である．眼瞼の炎症や瘢痕などによって睫毛根部の極性が変化することが原因と考えられ，上下いずれの眼瞼にも生じうる．

眼瞼内反症（図 4）は，瞼縁がさまざまな要因によって眼球へ内方回旋することで睫毛が角膜や結膜に接触している状態であり，高齢者の下眼瞼で好発する．眼瞼内反症の原因としては，加齢による眼瞼の垂直および水平方向の弛緩が主な原因となる退行性眼瞼内反症と，外傷や手術，炎症性疾患が原因となる瘢痕性眼瞼内反症がある．臨床的には，睫毛乱生症と眼瞼内反症の合併を認めることもしばしば経験する．

睫毛内反症，睫毛乱生症，そして眼瞼内反症のいずれにおいても，睫毛が角膜や結膜に接触することで，点状表層角膜炎や角膜上皮障害が引き起こされ，球結膜の充血や流涙などを認める．

手術適応は内反症の病態によって異なるが，絶対的な手術適応となるのは，睫毛による反復した角膜への接触に起因する角膜混濁や血管侵入が生じたり，視力低下をきたした症例である．定期的な診察による睫毛抜去や点眼・軟膏などの保存的治療を行っても遷延する角膜結膜上皮障害も，良

い手術適応である．

まず睫毛内反症での手術適応について言及する．睫毛内反症は乳児期にはかなりの頻度で認められるが，成長とともに自然軽快することが多い．日本人の乳児・小児において，睫毛内反症の頻度は 0 歳時では 40％以上あるが，3〜4 歳時には約 15〜19％，7〜8 歳時には約 4％，そして 10 歳以降では 2％前後と成長とともにその頻度は低下していく[3]．また，小児では睫毛が柔らかく眼刺激症状が軽度であることから，流涙や異物感など内反症の自覚症状があるのは全体の約 22％とされており，自覚症状に乏しいことも珍しくない．しかし異物感や羞明感が強い症例，角膜上皮障害が重篤で弱視が懸念される場合には，早期の手術加療が望ましい．中高年齢者においては余剰皮膚切除＋重瞼形成のみで症状が改善することも多いので，積極的な手術加療が望ましい．小児の睫毛内反症に対する術式としては一般的に LER の穿通枝の再建術式である Hotz 変法が選択されるが[4]，内眼角贅皮が目立つ症例で鼻側の睫毛の起立が難しい症例では，必要に応じて内田法や Z 形成術といった内眥形成術を併用して手術を行うことが望ましい．通糸埋没法は簡便で術後の腫脹も目立ちにくいが，瘢痕が形成されにくいために再発も多い．このため，あらかじめ再発および再手術の必要性について説明しておくことが推奨される．

睫毛乱生症は，定期的な睫毛抜去で対応されていることも多いが，根治的な治療としては手術加療が望ましい．乱生の箇所が限定される場合には，対象の睫毛に対して睫毛根を含めた前葉（皮膚お

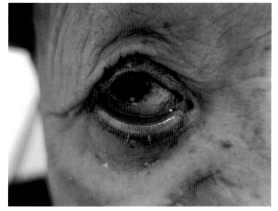

図 5. 瘢痕性外反症
他院で眼窩下壁骨折術を睫毛下より施行され，
その後，瘢痕性の外反をきたした．

および眼輪筋）ごと切除する睫毛根ブロック切除術を選択する．この際に比較的広範囲に睫毛乱生がある場合だと，睫毛根部を含めて切除する組織が大きくなり，結果として術後にかえって睫毛内反を惹起することがあるので注意が必要である．術後の内反を避けるために，可能な限り前葉切除の幅を狭くすることに留意するべきである．乱生が広範囲に及ぶ場合には，眼瞼を睫毛を含む前葉および後葉（瞼板）を分割することによって瞼縁から離す術式である lid splitting を選択する．

眼瞼内反症は，後葉（瞼板）が完全に翻転しすべての睫毛列が角膜や結膜に接触することで角結膜上皮障害や流涙，眼脂の増量，眼瞼炎などをきたす．これらの症状がある症例は良い手術適応である．手術としては，LER の垂直方向の弛緩を改善する術式である LER の短縮を行う Jones 変法（Kakizaki 法）が第一選択となる．垂直方向のみならず水平方向の弛緩も強い症例では，Jones 変法だけでなく lateral tarsal strip（LTS）と同時に施行するのが良い．

外反症

外反症には，加齢による退行性眼瞼外反症，顔面神経麻痺による麻痺性眼瞼外反症，外傷や眼瞼手術後に生じる瘢痕性外反症（図 5）などがあり，それぞれ病態が異なる．

加齢による退行性眼瞼外反症は，主に瞼板，そして内・外眥靱帯の弛緩が原因となるのに対し

て，麻痺性眼瞼外反症は眼輪筋の弛緩による下眼瞼の弛緩が原因であり，瘢痕性外反症は瘢痕組織による垂直方向の牽引が主な原因である．

このため退行性や麻痺性の外反症の手術適応を考えるにあたって，下眼瞼の弛緩の程度を評価することが重要である．その際に役立つのが pinch test である．Pinch test は，下眼瞼を牽引した際に下眼瞼縁がどれだけ眼球から離れるかを測定する方法で，8 mm 以上あれば pinch test 陽性，すなわち水平方向の弛緩があると判断できる．この他の方法としては下眼瞼を前方に牽引してから離した際に，眼瞼がどれだけの速さで正常な位置に戻るかを確認する snap back test があるが，定量性には劣る．

また，lateral distraction test で外眥の弛緩の有無を確認（下眼瞼を耳側に牽引し，涙点が内側の角膜輪部を越えた場合に陽性），medial distraction test で内眥の弛緩の有無を確認（下眼瞼を鼻側に牽引し，涙点が涙丘の中心を越えた場合に陽性）することも重要である．

ひとたび外反症の状態になると，外反した下眼瞼結膜において炎症が惹起され角化が進行し，難治性となる．この変化は特に鼻側で起こりやすい．顔面神経麻痺による外反症は自然軽快がある程度期待できるため，半年から 1 年ほど経過観察をすることが多いが，退行性外反症や瘢痕性外反症は手術の良い適応である．外反症手術で最もよく選択される術式が LTS であり，下眼瞼の瞼板外側部を露出し，眼窩縁後方の骨膜に固定することで水平方向の弛緩を矯正する術式である．これに対して瞼板の弛緩が原因である麻痺性外反症に対して良い適応となるのが，瞼板を切除し直接短縮する術式である Kuhnt-Szymanowski Smith 法である．この方法は眼瞼全層を五角形に切除し縫縮することで水平方向の弛緩を改善する方法である．LTS と異なり外眼角の形状が変わらないことが長所であるが，切除に伴い垂直方向の瘢痕が残ること，外眥が弛緩していれば外眼角の鼻側移動が生じることが短所である．

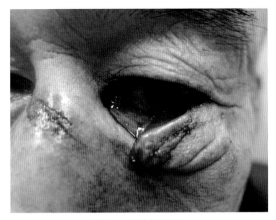

図 6. 涙小管断裂

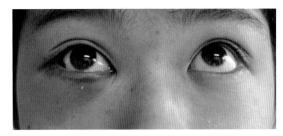

図 7. 右下壁骨折（閉鎖型）の顔貌

瘢痕性の外反症に対しては，皮膚の拘縮が原因であるため，主に Z 形成や植皮などの方法によって前葉を追加する手術が必要となる．

これらの術式でも改善しないような重度の外反症に対しては，耳介軟骨移植など，眼瞼全体をサポートし挙上する術式を選択するのが良い．

外　傷

1．涙小管断裂

眼瞼の裂傷は受傷機転によって大小さまざまなバリエーションに富む．例えば転倒して机にぶつけたような小さな裂傷から，作業中の事故による広範囲の裂傷などもある．眼瞼裂傷で，涙点よりも内側の症例では涙小管断裂を疑う．涙小管断裂の有無については涙点からの通水検査やブジー挿入で確認することができる．下部涙小管の断裂症例が多いが，上部涙小管断裂，上下涙小管断裂の症例もある．

涙小管断裂（図 6）は受傷後，可能な限り速やかな再建が必要である．陳旧性の症例であっても手術適応はあるが，創部の瘢痕治癒が進むので断端の発見が困難となる．外傷直後であっても断裂した涙小管の断端を見つけることに難渋することは珍しくない．局所麻酔下での断端整復は 30 分程度を限度とし，30 分以上経過しても断端を発見できなかった場合は全身麻酔の手術に切り替えて断端を探すほうがよい．

2．吹き抜け骨折

a）眼窩骨折の症状と診断

眼窩前方からの鈍的外力によって眼窩内圧が急激に上昇すると，眼窩で最も弱い部分である眼窩下壁や内壁が骨折を起こす．眼窩内には眼窩脂肪や外眼筋，骨膜の間に connective tissue septa と呼ばれる結合組織のネットワークが存在する[5]．眼窩骨折によってこのネットワークが破綻，変位，絞扼すると眼球運動障害が引き起こされる．

眼窩骨折は，開放型骨折と閉鎖型骨折に分類される．閉鎖型骨折はさらに，①外眼筋が絞扼された筋絞扼型と，②筋肉以外の脂肪組織など眼窩内組織が挟まれたタイプに分けられる．

開放型骨折は骨片が副鼻腔へと変位することにより，骨膜が破綻し眼窩内組織が眼窩外へ脱出している状態である．いわゆる「吹き抜け骨折」と呼ばれる骨折が開放型骨折と考えていただければよい．開放型骨折では骨折部位が開放しているために眼窩内組織の変位はあっても絞扼はない．このため閉鎖型骨折と異なり，開放型骨折は緊急手術の適応からは少し外れる．しかしながら，大きな開放型骨折ではしばしば眼窩内組織が大きく変位しているため，眼球運動障害を引き起こし，患者が複視を訴えることも多い（図 7）．また，開放型骨折による副鼻腔への眼窩内組織の変位は，眼窩内容積の減少による眼球陥凹を引き起こす．脱出した眼窩内組織と副鼻腔粘膜の癒着は，受傷後 1 週間程度から起こり徐々に進行する．このため自覚的な複視があり，眼窩内組織，特に外眼筋の変位があれば手術加療を考慮する必要がある．

閉鎖型骨折は trapdoor fracture とも呼ばれ，若年者に多い．閉鎖型骨折は，骨折の際に骨膜の破綻によって変位した眼窩内組織が，骨折の直後に自身の弾力で戻ってきた骨片に挟み込まれることで引き起こされる．①のタイプは受傷直後より強い眼球運動障害をきたし，迷走神経反射により悪心・嘔吐・頭痛などの症状が出現することも相

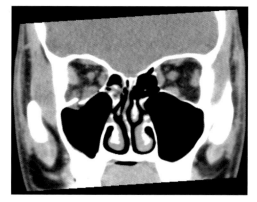

図 8. 右下壁骨折（閉鎖型）術前のCT
図7症例のCT画像

まって脳神経外科に搬送されることもある．外眼筋が絞扼されると循環障害から筋肉が壊死し不可逆的な眼球運動障害が残ることも多く，可及的速やかに緊急手術を行う必要がある．②のタイプは筋絞扼型の閉鎖型骨折ほど自覚症状が強くないが，眼球運動障害・眼球運動時痛・複視の有無などをヘスチャート，両眼単一視野などで確認する必要がある．筋絞扼型以外の閉鎖型骨折でも自覚症状があるのであれば，自然治癒は見込めないため比較的早期に手術加療を行うことが望ましい．

b）眼窩骨折の症状と診断

　眼窩骨折の受傷機転となるのは，20歳以下の若年者ではスポーツ・交通事故・喧嘩が多いのに対して，50歳以上になると飲酒後の転倒や事故による受傷が多い．いずれにしても眼窩骨折の診断には詳細な問診とCT検査が必要である．「顔をぶつけた後に鼻をかんだら瞼が腫れた」というのは，典型的な眼窩骨折を疑うべきエピソードである．これは鼻をかむことによって副鼻腔から眼窩内に空気が流入し，眼窩内気腫を生じるためである．また，眼窩下壁骨折であれば，三叉神経第二枝の通る眼窩下溝の鼻側で骨折が好発するため，患者はしばしば「頬部や口唇部が痺れる」と訴える．これも眼窩骨折を疑うべき所見である．この頬部および口唇部の違和感は三叉神経第二枝が障害されることによって生じ，受傷後半年程度で徐々に改善することが多いが長期間残存することもある．

　眼窩骨折を疑った場合には，必ずCT検査をオーダーする．CT検査は冠状断・矢状断・水平断の眼窩3方向の条件で可能な限り薄いスライス

（2 mm以下）で撮影し，骨条件と軟部条件を比較して評価する．特に冠状断は内下壁，左右の眼窩骨を同時に評価することができるため，骨折を発見しやすい（図8）．眼形成専門医でなくても開放型骨折であればCTで比較的診断が容易であるが，閉鎖型骨折ではしばしば骨折の有無の診断に難渋するのではないかと思われる．閉鎖型眼窩骨折を疑うCT所見としては，missing rectusと呼ばれる眼窩内の外眼筋の消失所見や，bone thickness signと呼ばれる骨折部位の骨膜の肥厚所見などが挙げられ，これらの所見がないかを慎重に読影する．また，骨折線が線状でありCTのスライスと平行に走っている場合などはCT上明らかな骨折が確認できないこともあるので臨床所見と併せて慎重に判断する必要がある[6]．

　眼窩骨折には頬骨骨折や前頭骨骨折，鼻骨骨折，上顎骨骨折などの顔面骨折を合併していることもあり，CTで眼窩部周囲の骨も慎重に観察する必要がある．眼窩骨折では外傷性散瞳や前房出血や虹彩離断，網膜振盪症などを合併していることもあるため，まず視力・眼圧など眼科一般の検査を行ったうえで，ヘスチャートや両眼単一視野などの検査を施行する．この際にヘスチャートでは日常生活に最低限必要な範囲である30°の範囲までを必ず測定する．両眼単一視野はヘスチャートでは検出できない30°以上の範囲の複視の有無を確認することが可能である．

c）眼窩骨折の手術適応

　絶対的手術適応となるのが，筋絞扼型の閉鎖型骨折である．開放型骨折と筋絞扼型以外の閉鎖型骨折については，眼球運動障害，眼球運動時痛，複視の有無で患者と相談して決定する．ヘスチャートで眼球運動障害があっても自覚的な複視がない場合は，患者とよく相談したうえで手術適応かどうかを判断する．大きな開放型骨折においては，長期的に眼球陥凹が問題となることもあるため，患者にきちんとその旨を説明しておく必要がある．なお，重度の網膜振盪症や外傷性黄斑円孔などで骨折側の眼の視力が不良な場合，閉鎖型

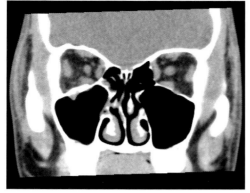

図 9. 右下壁骨折（閉鎖型）術後の CT
図7症例に対して眼窩骨折整復術を施行した．嵌頓していた眼窩内組織は整復され，下壁は人工骨を用いて再建されている．

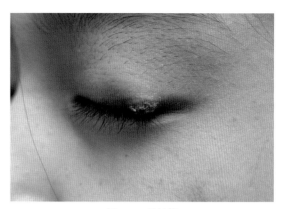

図 10. 霰粒腫

骨折で眼球運動時痛がなければ，眼球運動障害があってもしばらく経過観察とすることがある．これは健常眼と患眼の視力に差がありすぎると複視の自覚が生じないためである．また，眼窩骨折の手術は，「骨折を修復すること」を目的とするわけではなく，「骨折によって脱出・嵌頓している眼窩内組織を眼窩内に整復することで，正常な眼球運動を阻害している要因を取り除き正常な眼球運動を取り戻すこと」を目的としていることを説明する必要がある（図9）．このため，手術によってすぐに眼球運動が正常化するわけではなく，術後に眼球運動のリハビリテーションを行うことで数か月〜半年程度かけて徐々に眼球運動が改善してくることを，手術前に正確に伝えておく必要がある．特に術直後は，眼窩内組織が手術侵襲により腫脹し，一時的に眼球運動障害が悪化することもあるので術前の丁寧な説明が必要である．

d）眼窩骨折の手術時期

眼窩骨折の手術時期についてはまだ統一した見解がない[7)8)]．近年，受傷後2週間以上，あるいは6週間以上経過してから眼窩骨折整復術を施行した症例の良好な成績が報告されているが[8)9)]，基本的には受傷後早期（2週間以内）の手術が推奨されている[10)〜12)]．

したがって，眼窩骨折の手術時期は，前述した通り筋絞扼型の閉鎖型骨折であれば可能な限り速やかな手術加療が望ましい．筋絞扼型以外の閉鎖型骨折については，受傷後1週間以内，開放型骨折であればおおむね受傷後2週間以内をめどに手術加療を行うことが望ましいと考えられる．

眼腫瘍

霰粒腫

霰粒腫は小児で頻度の高い疾患であり，マイボーム腺梗塞によって瞼板内の脂肪が変性し，炎症反応が生じることでできた貯留嚢胞である．霰粒腫と鑑別が必要な疾患としては麦粒腫が代表的であるが，霰粒腫は炎症が主座であるのに対して，麦粒腫は感染がメインである．すなわち麦粒腫はマイボーム腺や皮脂腺，アポクリン感染の急性化膿性炎症であり，膿点や眼脂の増量を伴う．しかしながら，臨床的には霰粒腫に二次感染をきたすこともあり，麦粒腫との鑑別がしばしば困難となることも多い（図10）．小児の霰粒腫は，左右対称性に発生すること，しばしば多発することなどが特徴である．

霰粒腫の治療については，患児の年齢，性別，重瞼の有無やその程度などを踏まえたうえで，霰粒腫の大きさ・個数・左右の発症の有無や，皮膚への炎症浸潤の程度（具体的には穿孔しているかどうか）といった様々な要因を加味して治療法を選択する必要がある．ステロイド点眼や軟膏の塗布，ステロイド局所注射などの保存的治療で軽快しない場合や，皮膚に穿孔した症例では外科的な摘出治療を選択することとなる．外科的治療にあたっては後述する経皮膚法・経結膜法それぞれの利点と欠点を理解したうえで治療法を選択する必要がある．

感染を合併している急性霰粒腫の場合は，まず抗生物質の点眼および内服で感染の治療を行うことが望ましい．これらの治療でも軽快しないようであれば外科的な治療を選択する．

小さな霰粒腫であれば，抗生物質の点眼に低濃度ステロイドの点眼を併用することで自然吸収を期待して待つ．霰粒腫が消退しないときには点眼が長期にわたることもあるので，ステロイド点眼による眼圧上昇の可能性については処方の際にきちんと説明しておく．

多発霰粒腫や涙点に近い霰粒腫は，点眼だけではなかなか消退しないことも多いため，患児が怖がらなければ，ステロイド（ケナコルト®）の局所注射を考慮する．ケナコルト®を霰粒腫内および周囲に注射する．この際もケナコルト®が完全に吸収されるまでの数か月間は眼圧上昇に注意する必要がある．

巨大霰粒腫や皮膚に穿孔した霰粒腫については積極的な摘出が望ましい．この際，皮膚側からのアプローチ（経皮膚法）と結膜側からのアプローチ（経結膜法）の 2 つの術式がある．

経皮膚法の良い適応となるのは，巨大霰粒腫・多発している霰粒腫，そしてすでに皮膚に穿孔している霰粒腫である．切開線は，すでに皮膚に穿孔している場合はその部分から，そうでない場合には重瞼線でデザインし，15 番メスを用いて水平方向に切開を行う．初心者は切開を小さくしがちであるが，大きく切開したほうが，霰粒腫の取り残しを防ぐことができる．霰粒腫の横径よりも両側 1 mm 程度ずつ拡大して切開するとよい．眼科剪刀で眼輪筋を鈍的に剝離して，スプリング剪刀を用いて霰粒腫の根部を露出する．囊内に穿破したのち，貯留している肉芽腫を残さないように注意してすべて搔爬する．肥厚した瞼板前壁があれば必要に応じて切除するが，この際に出血しやすいので術野をしっかり展開しておくことが重要である．また，皮膚に穿孔している場合，挫滅した皮膚は可能な限り取り除く．多くの場合，皮膚は縫合せずに open treatment とすることが多い．

経皮膚法の利点として，①霰粒腫の全貌を確認することが容易である，②多房性の霰粒腫に対応しやすい，③肉芽組織の郭清が経結膜法と比べて行いやすく，霰粒腫の術後再発が少ないこと，が挙げられる．逆に欠点としては，①皮膚切開による瘢痕形成や重瞼線の乱れを術後にきたす可能性がある，②経結膜法と比べて術後の眼瞼腫脹・皮下出血が目立ちやすい，③経結膜法と比べて出血しやすいため，パクレンやバイポーラーなど止血機械の準備が必要となること，が挙げられる．

これに対して，経結膜法の良い適応となるのは，皮膚側に穿孔しておらず，眼瞼を翻転して結膜面から観察すると菲薄化した瞼板から霰粒腫が透けているような霰粒腫である．菲薄化した瞼板を 11 番メスでマイボーム腺の走行に沿って縦方向に切開し，鋭匙や湿ガーゼなどを用いて貯留している肉芽組織および炎症性の脂質を残さないように郭清する．この際に，利き腕と反対側の搔爬が不完全になりがちであり注意を要する．パクレンやバイポーラーで，あるいは止血機械がないときは指で圧迫止血を行う．きちんと止血できていることを確認してから手術を終了とすることは言うまでもない．挟瞼器は止血に役立ち術野の視認性を高めるためその使用が望ましいが，十分に麻酔を行い患者の疼痛を避ける必要がある．

経結膜法の利点としては，①整容面から皮膚切開に抵抗を感じる患者が治療を受け入れやすいこと，②皮膚を傷つけないこと，③手術に伴う腫脹・皮下出血が比較的軽度であること，④縫合処置が不要であること，が挙げられる．欠点としては，①郭清が不十分になりがちであり，肉芽を取り残す可能性があること，②そのため再発の可能性があること，③多房性の霰粒腫には対応しにくいこと，④手技によっては術後に瘢痕や瞼板の変形をきたし異物感の原因となる可能性があること，などが挙げられる．

また，経皮膚法・経結膜法のいずれを選択しても搔爬した内容物は可能な限り病理検査に提出しておくことが望ましい．これは霰粒腫と眼瞼脂腺

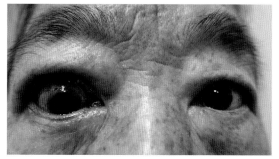

図 11. 甲状腺眼症
右眼は眼瞼後退によって兎眼となっており，充血
および角膜上皮障害を認める．

癌の臨床像が類似しているためである．霰粒腫で
あれば内容物は粥状であることがほとんどだが，
切開して内容物が出ないような場合や，内容物に
違和感がある場合には，必ず病理検査に提出する
ことが望ましい．

甲状腺眼症

　甲状腺眼症では，眼球突出，上眼瞼後退，上眼
瞼遅帯をきたす．上眼瞼後退（Dalrymple 兆候）
は，甲状腺自己抗体によってミュラー筋・上眼瞼
挙筋が炎症を起こし肥大化，そして線維化して伸
展障害をきたすために生じる．また，上眼瞼遅帯
はGraefe兆候と呼ばれ，下方視で上方強膜が露出
する特徴的な所見である（図11）．甲状腺眼症のこ
れらの兆候は顔貌の変化を伴うため，整容的な面
から特に若年の女性患者では手術を希望する患者
も多い．また，甲状腺眼症ではしばしば兎眼をき
たすため，角膜上皮障害が遷延する症例では手術
加療が必要となることも多い．その際は，眼窩隔
膜を翻転する上眼瞼延長術[13]などを考慮するが，
眼窩部の炎症が沈静化してからの手術でなけれ
ば，手術を行っても手術侵襲に伴う炎症により術
後にさらなる線維化が起こるため，再発のリスク
が上昇することを知っておくべきである．

文　献

1）柿﨑裕彦：眼形成外科—虎の巻—．メディカル葵
　出版，2009．
2）Cahill KV, Bradley EA, Meyer DR, et al：Func-
　tional indications for upper eyelid ptosis and
　blepharoplasty surgery：a report by the Ameri-
　can Academy of Ophthalmology. Ophthalmol-
　ogy，**118**：2510-2517，2011．
3）Noda S, Hayasaka S, Setogawa T：Epiblepharon
　with inverted eyelashes in Japanese children. I.
　Incidence and symptoms. Br J Ophthalmol，**73**：
　126-127，1989．
4）Kakizaki H, Selva D, Leibovitch I：Cilial entro-
　pion：surgical outcome with a new modification
　of the Hotz procedure. Ophthalmology，**116**：
　2224-2229，2009．
5）Koornneef L：Orbital septa：anatomy and func-
　tion. Ophthalmology，**86**（5）：876-880，1979．
6）Criden MR, Ellis FJ：Linear nondisplaced orbital
　fractures with muscle entrapment. J AAPOS，**11**
　（2）：142-147，2007．
7）Burnstine MA：Clinical recommendations for
　repair of isolated orbital floor fractures：an evi-
　dence-based analysis. Ophthalmology，**109**（7）：
　1207-1210，2002．
　Summary　早期の手術が望ましい眼窩骨折を含
　め，眼窩骨折の手術時期について言及した論文．
8）Simon GJ, Syed HM, McCann JD, et al：Early
　versus late repair of orbital blowout fractures.
　Ophthalmic Surg Lasers Imaging，**40**（2）：141-
　148，2009．
9）Dal Canto AJ, Linberg JV：Comparison of orbital
　fracture repair performed within 14 days versus
　15 to 29 days after trauma. Ophthal Plast Recon-
　str Surg，**24**（6）：437-443，2008．
10）Scawn RL, Lim LH, Whipple KM, et al：Out-
　comes of Orbital Blow-Out Fracture Repair
　Performed Beyond 6 Weeks After Injury. Oph-
　thal Plast Reconstr Surg，**32**（4）：296-301，2016．
11）Hawes MJ, Dortzbach RK：Surgery on orbital
　floor fractures. Influence of time of repair and
　fracture size. Ophthalmology，**90**（9）：1066-1070，
　1983．
12）Egbert JE, May K, Kersten RC, et al：Pediatric
　orbital floor fracture：direct extraocular muscle
　involvement. Ophthalmology，**107**（10）：1875-
　1879，2000．
13）Watanabe A, Shams PN, Katori N, et al：Turn-
　over orbital septal flap and levator recession for
　upper-eyelid retraction secondary to thyroid
　eye disease. Eye，**27**（10）：1174-1179，2013．
　Summary　眼窩隔膜を翻転した上眼瞼延長手術
　について記載した論文．

MB OCULI. No. 82：74－79, 2020

特集／眼科手術の適応を考える

眼表面手術の適応

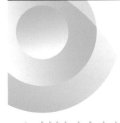

田　聖花*

Key Words ： 翼状片(pterygium)，結膜弛緩症(conjunctivochalasis)，ドライアイ(dry eye)，帯状角膜変性 (band-shaped keratopathy)，羊膜移植(amniotec membrane transplantation)

Abstract：眼表面疾患で外科的治療を要する代表的なものには，結膜疾患では翼状片と結膜弛緩症が，角膜疾患では帯状角膜変性や角膜上皮変性症が挙げられる．翼状片は，再発例は手術の難易度が上がるため，初発時には単純切除を避け，結膜弁移植などを選択する．再発例では，マイトマイシンCの使用が有効であるが，強膜融解の合併症も懸念され，保険適用となった羊膜移植を効果的に使うとよい．結膜弛緩症では，術式によって術後炎症や残存率が異なるため，術前の状態に応じた方法を選択する．ドライアイ合併例では特に，涙液動態を考慮した術式が望ましい．帯状角膜変性では，エキシマレーザーによる治療的角膜表層切除が奏功するが，屈折値の変化など視機能にも留意して，適応を決定する．眼表面手術では，羊膜移植を有効に使うことによって治療の質を上げることができる．

はじめに

　眼表面疾患で外科的治療を要する代表的なものには，結膜疾患では翼状片と結膜弛緩症がある．角膜疾患では，帯状角膜変性や，ザルツマン角膜変性症やミースマン角膜変性症といった角膜上皮変性症が挙げられる．眼表面疾患に対する手術では，涙液動態も含めてなるべく正常な状態に再建することと，角膜を含んでいる場合には視機能への影響を考慮して行う必要がある．

翼状片

　翼状片は，結膜下組織の異常増殖による角膜への侵入を本態とする疾患である(図1)．非常に頻度の高い疾患であるにもかかわらず原因は明らかになっていないが，紫外線がトリガーになることがわかっており，世界的には赤道部付近の国や地

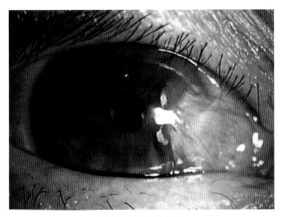

図 1. 初発翼状片

域，本邦でも南日本に罹患率が高いことがよく知られている．屋外での仕事に従事している人や，アウトドアスポーツの愛好者にも多い．

　手術の目的は角膜内侵入組織と結膜下増殖組織を除去することであるが，いかに再発を防ぐかが最重要課題である．再発例は初発例より結膜下組織の増生が強いなど病態が異なり，手術は難しく

* Seika DEN, 〒125-8506　東京都葛飾区青戸 6-41-2 東京慈恵会医科大学葛飾医療センター眼科

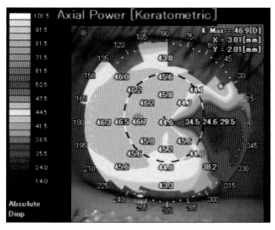

図 2. 初発翼状片による不正乱視

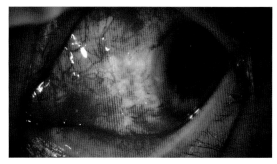

図 3. 初発翼状片に対する結膜遊離弁移植

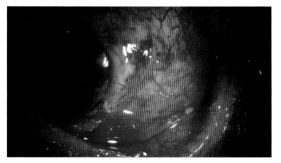

図 4. 初発翼状片に対する結膜有茎弁移植

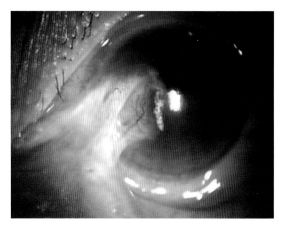

図 5. 再発翼状片

なるため，自ずと手術方法も変わってくる．

1．初発翼状片

　手術適応は，角膜への侵入が軽度で，乱視による視力障害も引き起こされていない場合は，あまり早期に手術する必要はない．角膜内侵入が2mmを越えたら適応とするのが一般的である．翼状片の頭部先端がボーマン膜を越えず実質内侵入がない場合には，切除後には不正乱視は解消され，視機能が改善することが多い（図2）．このように術後に屈折値が変化するため，白内障手術より前に行う．整容的な理由で比較的早期に手術を行う場合には，再発の可能性や，切除部位の充血や瘢痕は完全には消えないことを十分に説明しておく必要がある．

　手術方法は単純切除と弁移植を併用するものに大別される．弁移植には遊離弁と有茎弁とがある．加えて，マイトマイシンC（MMC）を併用するかどうかのオプションがある．術者の経験値や技量，あるいは好みにもよるが，単純切除が最も再発率が高いとされ，弁移植を行ったほうが術後成

績は良い[1]．遊離弁は上耳側の球結膜から作成するのが一般的である．輪部を傷つけないよう，1〜2mm離れた場所にデザインする．テノン嚢を含まずに球結膜だけを剥離し，なるべく薄い弁を，縫着する面積よりやや小さいサイズで作成し，ピンと張った状態で強膜に密着させて縫着する（図3）．有茎弁も翼状片に隣接する上方球結膜から作成する方法が一般的であるが，高齢者で下方結膜に結膜弛緩症を有する例では，その弛緩結膜を利用して下方から作成することもある（図4）．

　弁移植とMMC併用単純切除との比較では，再発率は同等であったとする報告が多い．MMCの使用では強膜融解の合併症が懸念され，初発翼状片では全例で用いる必要はないと考えられる．使用する場合は，濃度0.02%で塗布時間1分程度でも十分効果がある印象がある．

2．再発翼状片

　再発例の特徴は結膜下増殖組織が厚く広範囲であることである（図5）．角膜への侵入は軽度であることもある．手術の目的は再々発を防ぐことで

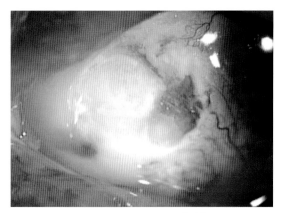

図 6. MMC による強膜融解

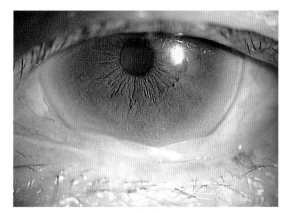

図 7. 結膜弛緩症

あり，初発時とは異なる術式を選択する必要があ
る．手術適応は，充血や異物感，あるいは整容的
理由といった初発例と同様の理由に加え，結膜と
強膜の癒着が強く眼球運動障害を生じている場合
も適応となる．術前にゴールドマン視野計による
複視野の確認や，Hess 赤緑試験を行っておくとよ
い．

結膜下増殖組織は内直筋を巻き込んでいる場合
があり，強膜から剝離するときは傷つけたり誤っ
て切ってしまわないように，細心の注意を払う．
斜視鈎を内直筋に掛けて固定しておくとよい．翼
状片頭部から強膜との癒着を剝離していくと，広
い範囲で強膜が露出され，結膜が足りなくなるこ
とがあり，羊膜移植を併用するとよい（後述）．

再発翼状片では MMC を使用する傾向にある
が，自験例から羊膜移植を行えば必ずしも必須で
はないという印象がある．初発時に MMC を使用
している場合には，結膜下増殖組織の下の強膜が
菲薄化していないかよく観察し，菲薄傾向がみら
れれば MMC の使用は控え，羊膜移植を行うのが
安全である．

翼状片頭部が角膜実質に深く入り込んでいる例
では表層角膜移植を行うこともあるが，二期的で
もよい．

3．合併症

強膜潰瘍および強膜融解（図 6）は単純切除で強
膜を露出させたままで終了した場合に起こりやす
いため，弁移植を行って結膜で覆われた状態で終
了することが重要である．また，MMC 使用時の
最も忌むべき合併症でもあり，MMC を含んだス

ポンジは露出強膜部には接触させず，結膜下の可
及的に深い部位へ留置する．強膜菲薄化が進行し
てぶどう膜の脱出が懸念される場合は外科的処置
が必要となり，強膜移植や表層角膜移植が行われ
るが，多くの場合難治である．

結膜弛緩症

結膜弛緩症（図 7）は，加齢に伴って結膜の弛緩
が増強し，本来の眼球表面積に比して余剰となっ
た結膜が下眼瞼に沿ってだぶついた状態で存在す
る現象を指す．なぜ球結膜が弛緩するのかは明ら
かになっていないが，テノン嚢が上強膜から外れ
るためではないかと考えられている．結膜弛緩症
は中高年の眼不快感の原因となることがよく知ら
れているが，弛緩結膜の表情は多彩で，症状もさ
まざまである．弛緩結膜の範囲や程度をよく観察
し，症状や病態に応じた治療を選択することが重
要である．

1．手術適応

結膜弛緩症は中高年以上によくみられ，無症候
性のことも多い．Mimura らは，1〜94 歳までの
1,416 例の結膜弛緩症の罹患率を調べたところ，
年齢とともに有意に増加し，41 歳以上では 90%以
上にみられると報告し，特に，耳側や鼻側にみら
れる例が多かったとしている[2]．

三大症状は，異物感と繰り返す結膜下出血と間
欠性流涙とされ，これらの症状が強い場合は手術
の適応となる．弛緩が中央に多く存在する例で
は，瞬目に伴う可動性によって異物感が強くな
る．可動性が大きいと，結膜表層血管が次第に蛇

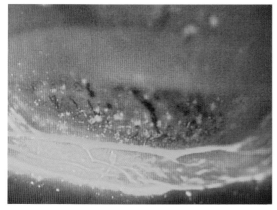

図 8. 結膜弛緩症でみられる角膜上皮障害

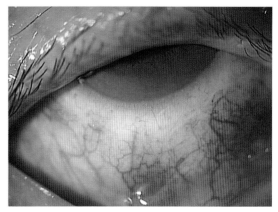

図 9. 結膜弛緩症に対する縫着術による肉芽形成

行し，コイルサインと呼ばれる形態になることもあり，結膜充血が強くなるため，整容的な理由で手術を希望されることも多い．瞼結膜と球結膜の慢性的な摩擦によって弛緩部の結膜上皮障害がみられることもある．結膜下出血もこの可動性に伴って生じる現象である．間欠性流涙は，弛緩結膜の間に涙が貯留し，瞬目時に外にこぼれる現象で，弛緩結膜が耳側・鼻側の両サイドに多い例や，鼻側に特に多く涙点を塞いでいるような例では生じやすい．高齢者では機能性流涙を合併していることが多く，術前に通水テストを行って鼻涙管狭窄や鼻涙管閉塞がないことを鑑別しておく必要がある．鼻涙管の疎通障害も合併していれば，結膜弛緩症の手術だけでは症状が寛解しないことをよく説明し，鼻涙管の治療も勧める．軽度のドライアイによる反射性流涙との鑑別も必要で，フルオレセイン染色による BUT 測定などドライアイの診断を行うことが重要である．

　フルオレセイン染色は，結膜上皮障害の検出や，異所性メニスカスの可視化にも有用であり，結膜弛緩症の診察には必須である．異所性メニスカスの直上部では涙液の菲薄化が生じており，涙液減少型ドライアイ合併例では，この部分が角膜上皮障害の好発部位となる（図8)[3]．加齢によって涙液分泌量は減るため，中高年では涙液減少型ドライアイを合併した結膜弛緩症が多い．難治性の角結膜上皮障害では，病態の形成に結膜弛緩症の関与も疑う必要がある．角結膜上皮障害が強い場合は，手術を積極的に勧めたほうがよい．

2．結膜弛緩症の手術

　結膜弛緩症は，疾患の成り立ちから考えると，外科的治療のほうが薬物治療より効果的である．外科的治療は1989年に初めて報告され，現在まで様々な方法が報告されている．アルゴンレーザーを用いたり，羊膜移植を併用したり，抗凝固製剤を用いるなどの方法は汎用性がないと思われ，そのような特別な器械や製剤を必要としない方法としては，強膜縫着法，焼灼法，切除縫合法が挙げられる．

　強膜縫着法は，余剰結膜を可及的に結膜嚢に伸展し，3〜5か所で強膜に縫着する方法である[4]．結膜を切除する必要がなく，点眼麻酔下で施行可能であるが，弛緩結膜が残りやすい．バイクリル糸などでは，縫着部に肉芽形成が生じることもある（図9)．焼灼法は，弛緩結膜を鑷子ではさみ，バイポーラやモノポーラで焼灼融解させる方法である（図10)．点眼麻酔下で行えるが，術直後より広範囲の結膜上皮欠損が生じ，上皮化が完成するまで1週間程度要する．手術の簡便さに比して術後炎症は強く，十分な術前説明を行うことなく安易に行わないように注意する．

　切除縫合法は，下眼瞼メニスカスをきれいに再建し，涙液動態を正常化させる手術である[5]．弛緩結膜の残存が少なく，術後の結膜上皮障害も生じないことから，術後炎症は比較的軽度である．弛緩結膜を可及的に結膜嚢に向かって伸展させたのち，輪部から約2mmで弧状切開を行ったのちに，結膜嚢側で弛緩結膜の切除を行い，切除断端

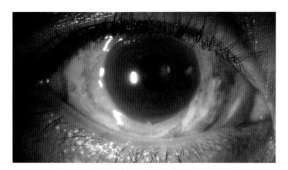

図 10. 結膜弛緩症に対する焼灼術後

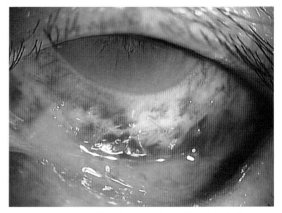

図 11. 結膜弛緩症に対する結膜縫合術後

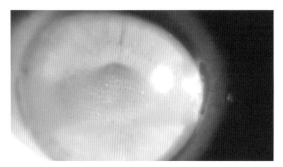

図 12. 帯状角膜変性

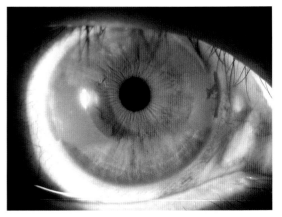

図 13. 帯状角膜変性 PTK 術後

を端々縫合する（図11）．弛緩結膜の切除量は，中央，耳側，鼻側と分けて伸展させて決めるとよい．耳側と鼻側は切除しすぎると，術後の創離開を生じるため，反対方向を向かせて切除量を決める．

　いずれの方法でも，術後はデキサメサゾン程度のステロイドと抗菌剤の点眼を2週間程度行うが，切除縫合法では縫合糸による異物感が強いため，眼軟膏を1週間程度継続する．

帯状角膜変性

　帯状角膜変性は，角膜上皮下にカルシウム沈着が生じ，角膜が混濁する疾患で，内眼手術後，長期に及ぶぶどう膜炎の罹患後，糖尿病などに生じやすい（図12）．EDTA でカルシウムを溶解して除去する方法と，エキシマレーザーによる治療的表層角膜切除（phototherapeutic keratectomy：PTK）がある．EDTA 溶液の作成は，クリーンベンチ内で無菌的に行うことが望ましく，実施できる施設が限られる．PTK は健康保険が適用されるため，保険収載前より勧めやすくなっている（図13）．混濁が浅く薄い場合は EDTA でもよいが，PTK のほうが確実に除去できる．角膜のフラット化により，術後は若干遠視化する．

羊膜移植

　眼表面疾患において，羊膜移植が行えると，外科的介入の選択肢が増えることがある．羊膜は免疫原性がなく，羊膜上皮および実質にさまざまなサイトカインを産生放出する機能があり，抗炎症作用や上皮化促進作用を持つ．そのような作用を利用して，眼表面疾患において，上皮の保護・被覆や上皮の基底膜の代用として羊膜移植を行うことがある[6]．羊膜被覆は遷延角膜上皮欠損に対して行われることが多い．上皮化促進作用のほかに，上皮欠損部の底や輪部に存在する炎症反応を抑制する効果も期待できる．手術の実際は，角膜よりひと回り大きいサイズで羊膜をかぶせ，輪部に沿って結膜上から強膜に縫着する（図14）．1週間程度で抜糸とともに羊膜を外し，上皮化が完成していれば目的が達せられたことになる．まだ上皮欠損が残っていれば，再度行うこともできる．

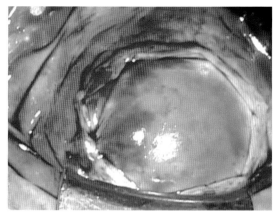

図 14. 羊膜被覆術

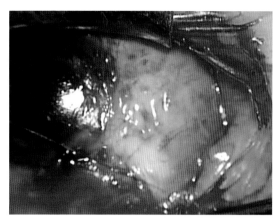

図 15. 再発翼状片に対する羊膜移植

対して，羊膜を結膜上皮化のための基質として用いる疾患には，再発翼状片がある．再発翼状片ではしばしば翼状片を強膜から剝離し，結膜下増殖組織を除去すると，広範囲に強膜が露出した状態になってしまうことがある．そのままの状態で結膜上皮化を待つと，時間がかかるうえに，上皮欠損が持続する間に強膜の炎症を引き起こすことがあり，速やかな上皮化が望まれる．有茎弁や遊離弁では面積が足りないことも多く，羊膜移植の良い適応である．手術の実際は，露出された強膜に緩みのないように敷いて，残った結膜と縫合し，羊膜の上に結膜上皮化が進むようにする（図 15）．この方法の応用で，結膜メラノーシスや ocular surface squamous neoplasia の切除後にも行うことがある．

文 献

1) Kaufman SC, Jacobs DS, Lee WB, et al：Options and adjuvants in surgery for pterygium：a report by the American Academy of Ophthalmology. Ophthalmology, **120**(1)：201-208, 2013.
Summary AAO がまとめた，初発・再発翼状片の術式による術後成績の違いや合併症に関する総説．

2) Mimura T, Yamagami S, Usui T, et al：Changes of conjunctivochalasis with age in a hospital-based study. Am J Ophthalmol, **147**(1)：171-177, 2009.
Summary 高齢者に多いとされる結膜弛緩症の有病率を明らかにした最初の論文．

3) Yokoi N, Komuro A, Nishii M, et al：Clinical impact of conjunctivochalasis on the ocular surface. Cornea, **24**(8 Suppl)：S24-S31, 2005.
Summary 結膜弛緩症と眼表面，特に涙液との関係を論じた重要な論文．

4) Otaka I, Kyu N：A new surgical technique for management of conjunctivochalasis. Am J Ophthalmol, **129**(3)：385-387, 2000.

5) Yokoi N, Komuro A, Sugita J, et al：Surgical reconstruction of the tear meniscus at the lower lid margin for treatment of conjunctivochalasis. Adv Exp Med Biol, **506**(Pt B)：1263-1268, 2002.

6) Tseng SC, Prabhasawat P, Lee SH：Amniotic membrane transplantation for conjunctival surface reconstruction. Am J Ophthalmol, **124**(6)：765-774, 1997.

MB OCULI. No. 82：80-83, 2020

特集／眼科手術の適応を考える

斜視手術の適応

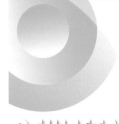

根岸貴志*

Key Words： 斜視手術(strabismus surgery)，手術適応(surgical indication for strabismus)，手術時期(timing of surgery)，複視(diplopia)，整容的治癒(surgery for appearance)

Abstract：斜視は機能異常とともに外見という形態の異常を呈する．非観血的治療についてその優劣を述べ，斜視手術の適応について考案する．斜視による機能異常としては，両眼視機能異常，立体視障害，複視などが挙げられる．乳児内斜視では早期手術が機能獲得に重要であり，間欠性外斜視でも7歳未満での手術で術後の両眼視機能が良好であるとされる．非共同性斜視では第一眼位での複視の改善が目標となる．感覚性斜視でも社会心理的側面から整容的治癒が求められれば手術適応となる．頭位異常や眼振についても根拠となる論文を紹介しながら，斜視手術の適応についてまとめる．

はじめに

斜視は機能異常であるとともに，視線という外見上非常に重要な要素に関わる疾患である．

この両面から斜視手術の適応について考案する．

斜視の治療方法の種類と利点・欠点

斜視の治療はいくつか種類があり，手術はその1つである（表1）．

非観血的治療として，両眼視機能訓練がある．特に間欠性外斜視では輻湊訓練により外方偏位する時間を少なくすることができる．また，プリズム眼鏡は1Δ単位での調整ができることから，複視の軽減に関して観血的治療に比べるとその精度が高い．しかしながら非観血的治療は患者の安静時眼位自体を変化させることはなく，眼位異常はそのままにしたままで，生活に支障のない状態を擬似的に作り出すにすぎない．また，訓練は上下斜視や内斜視では適応にならない．プリズム眼鏡は大角度になるとフレネル膜を使う必要があり，それ自体によるぼやけを嫌う患者も多い．

観血的治療としては，ボツリヌス毒素注射と斜視手術がある．ボツリヌス毒素注射は手術に比べると矯正精度が劣り，単位量当たりの矯正効果に大きなばらつきがあることがデメリットである．ただし，投与後に過矯正になることは少なく，手術に比べると可逆性のある治療である．また，低侵襲治療であり結膜を温存できることから，将来，緑内障濾過手術が必要と予想される患者には良い適応となる．

斜視手術のメリットは，安静時眼位を変化させることができることから根治療法に近い点と，効果が比較的安定している点が挙げられる．ただし，安定的効果を出せるほどの症例数を手術する術者は少ない．術後しばらく疼痛や違和感が起き，場合によっては全身麻酔が必要なことからハードルは高い．また，手術を行っても運動障害を完治させることはできないことから，非共同性斜視に対する手術治療には限界がある．

* Takashi NEGISHI, 〒113-8421　東京都文京区本郷2-1-1　順天堂大学医学部眼科，准教授

表 1. 斜視に対する治療の選択肢と利点・欠点

	非観血的治療		観血的治療	
	訓練	プリズム眼鏡	ボツリヌス毒素	斜視手術
利点	非侵襲的	高精度 非侵襲的	可逆性 低侵襲	安定的効果 根治的
欠点	適応疾患少ない	大角度不適応 斜視角は不変	投与後戻り	侵襲的 長期変化

斜視の機能異常

斜視による機能異常としては，両眼視機能異常，立体視障害，複視などが挙げられる．両眼視機能は生後早期に完成し，感受性期間内に正位が得られていない場合にはその後両眼視機能を回復することは非常に困難とされる．

乳児内斜視は生後 6 か月以内に発症したものとされるが，2 歳以降に手術を行った場合，立体視の獲得はほぼ得られない．2 歳までに手術を行った早期手術[1]，1 歳までに行った超早期手術では[2]，立体視を獲得した例が報告され，乳児内斜視に関しては早期に眼位を矯正する必要がある．しかしながら，獲得された立体視は正常よりも劣ることが多い．乳児内斜視の術後結果としては，片眼の中心窩抑制があって両眼の中心窩固視が得られないものの周辺融像が得られる斜視角 10Δ 以内の状態，いわゆる monofixation syndrome の状態を目標とし，正常立体視の獲得までには至らないことを患者家族によく説明しておくことが必要である．Monofixation syndrome の状態になれば，多くの場合，生涯にわたって眼位を維持できることから[3]，手術とプリズム眼鏡を組み合わせて術後眼位をできるだけ正位に近付けて周辺融像を育てる努力が必要である．

間欠性外斜視は，外斜位と外斜視とが時間的に混在する状態であり，外斜位の時間には両眼視機能が働くが，外斜視の時間には両眼視機能が働かない．このため，外斜視の時間が長い場合には，両眼視機能がない状態が長くなるため，十分な視機能を発揮するためには手術が必要となる．術前術後で両眼視機能には変化がないが，手術は両眼視機能を発揮できる時間を長くすることができ

る．外斜視の時間が外斜位の時間に比べて長くなったり，片目つむりをしなくなってきているようであれば，片眼に抑制がかかってきていることが推測される．抑制が発達する前に手術をすることで良好な眼位を維持することができるため，手術時期の見極めが重要である．外斜視のコントロール状態が良好であれば，待機的に経過観察を続けても早期手術と待機的手術に術後眼位の違いはないが，術後の両眼視機能に関しては 7 歳未満での手術のほうが良好な成績であるという報告がある[4][5]．

複視の改善

後天性の斜視については，眼位異常が発生すると複視を自覚することが多い．外斜視よりも内斜視のほうが複視を自覚しやすい．上下斜視は 5Δ 以内でも複視を自覚することから，小角度でも治療の対象となる．プリズム眼鏡で複視が解消される場合も多いが，正視の患者やコンタクトレンズユーザー，LASIK 後の患者では眼鏡を忌避する傾向があることから，斜視手術の適応となる．数プリズムの斜視矯正手術としては，mini tenotomy が良い適応となる[6]．斜視角が大きい場合には，後転術を行う．

眼球運動が左右で異なる非共同性斜視では，眼位によって複視の程度が異なる．斜視手術では麻痺を改善させることはできないが，拮抗筋の減弱術や，対側の共同筋の減弱術を行うことで，両眼単一視野を拡大させることができる．日常生活上，最も重要なのは正面視および下方視での両眼単一視で，第二眼位・第三眼位での複視が十分解消しないことについては術前によく説明し，納得したうえで手術を行うことが必要である．

表 2. 斜視手術の適応

両眼視機能の発達・維持・回復
複視の解消または改善
眼精疲労の解消または改善
異常頭位の解消または改善
眼球運動障害の解消または改善
眼振による視力不良の改善
内斜視での視野の拡大
社会心理的側面の改善
職業選択幅の改善

整容的治癒

　斜視患者の心理的側面についてはよく研究されており，成人では斜視が社会生活上や就職上で偏見を生み出すこと，小児では親よりも患児のほうが斜視について悩んでいることが報告されている[7]．恒常性斜視だけでなく，間欠性外斜視でも心理的な影響があることが報告されている[8]．また，心理的影響は斜視角の大きさとは関係しないという報告もある[9]．このことから，斜視治療に対して積極的に手術を勧める診療方針を取ることも重要な側面と言える．したがって，感覚性斜視についても患者自身の要望がある限りは手術適応となる．感覚性斜視は，廃用性斜視とも呼ばれ，一眼の視力障害によって両眼視を維持できなくなり発症する斜視のことである．ほとんどは外斜視であるが，ときには内斜視側に偏位することもある．これらの患者では手術による両眼視機能の改善は望めないことから，整容的治癒が手術の目的となる．術後の眼位変化は継続することもあり，長期的には再手術が必要となる可能性も十分説明する必要がある．

その他の適応

　先天上斜筋麻痺や Duane 症候群では頭位異常を呈することがあり，頭部傾斜や顔回しを軽減させるために斜視手術を計画することがある．特に先天上斜筋麻痺による頭部傾斜は，幼児期に永続すると顔面骨格の非対称性を生むため，早期に手術を行う必要がある．Duane 症候群の顔回しは，就学後に黒板を見るときや集合写真を撮る際などに目立つことから，就学前後での手術を行うことが望ましい．眼振でも静止位が第二眼位にある場合には，静止位を正面に移動させるように Kestenbaum 手術などを行う．右方視が静止位の場合には左への顔回しがみられる．この場合，右眼の外斜視・左眼の内斜視を治療すると考え，両眼の前後転もしくは前転・後転を行う．静止位がない場合には，両眼の水平直筋大量後転術を行い，眼振の振幅自体を緩めることも行われる．眼振に対する斜視手術は，異常頭位を矯正することで視力を向上させることが報告されている[10]．

まとめ

　表 2 にまとめた斜視手術の適応は一般論としてのものであり，絶対適応というものは存在しない．単に眼位異常があるから斜視手術を行うということは慎むべきであるが，角度が小さいからといって適応がないわけではない．リスクとベネフィットをそれぞれの患者さんとよく話し合って決定すべきである[11]．

文　献

1) Ing M, Costenbader FD, Parks MM, et al：Early surgery for congenital esotropia. Am J Ophthalmol, **61**：1419-1427, 1966.

2) Wright KW, Edelman PM, McVey JH, et al：High-grade stereo acuity after early surgery for congenital esotropia. Arch Ophthalmol, **112**(7)：913-919, 1994.

3) Arthur BW, Smith JT, Scott WE：Long-term stability of alignment in the monofixation syndrome. J Pediatr Ophthalmol Strabismus, **26**：224-231, 1989.

4) Abroms AD, Mohney BG, Rush DP, et al：Timely surgery in intermittent and constant exotropia for superior sensory outcome. Am J Ophthalmol, **131**(1)：111-116, 2001.

5) Asjes-Tydeman WL, Groenewoud H, van der Wilt GJ：Timing of surgery for primary exotropia in children. Strabismus, **15**(2)：95-101, 2007.

6) Wright KW：Mini-tenotomy procedure to correct diplopia associated with small-angle strabismus. Trans Am Ophthalmol Soc, **107**：97-102, 2009.

7) Olitsky SE, Sudesh S, Graziano A, et al：The

negative psychosocial impact of strabismus in adults. J AAPOS. **3**(4) : 209-211, 1999.

8) Sim B, Yap GH, Chia A : Functional and psychosocial impact of strabismus on Singaporean children. J AAPOS, **18**(2) : 178-182, 2014.

9) Ritchie A, Colapinto P, Jain S : The psychological impact of strabismus : does the angle really matter? Strabismus, **21**(4) : 203-208, 2013.

10) Kumar A, Shetty S, Vijayalakshmi P, et al : Improvement in Visual Acuity Following Surgery for Correction of Head Posture in Infantile Nystagmus Syndrome. J Pediatr Ophthalmol Strabismus, **48** : 341-346, 2011.

11) Coats DK, Olitsky SE : Indications for strabismus surgery. Strabismus surgery and its complications, Springer, Berlin, pp. 27-33, 2007.

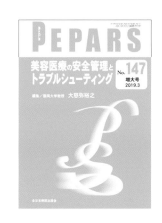

全日本病院出版会のホームページに
"きっとみつかる特集コーナー"ができました!!

㉚学会売上好評書籍のご案内や関連特集本コーナーで欲しい書籍が見つかりやすくなりました。

㉚定期雑誌の最新号や、新刊書籍の情報をすばやくお届けします。

㉚検索キーワードの入力でお探しの本がカンタンに見つかる、便利な「検索機能」付きです。

㉚雑誌・書籍の目次、各論文のキーポイントも閲覧できます。

click

| 全日本病院出版会 | 検索 |

zenniti.com

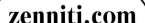

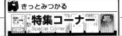

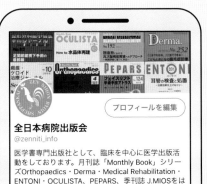

全日本病院出版会　公式 twitter 始めました！

弊社の書籍・雑誌の新刊情報、好評書のご案内を中心に、タイムリーな情報を発信いたします！
全日本病院出版会公式アカウント (@zenniti_info) をぜひご覧ください！

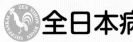

全日本病院出版会　www.zenniti.com

〒113-0033 東京都文京区本郷 3-16-4　Tel:03-5689-5989
Fax:03-5689-8030

FAX による注文・住所変更届け

改定：2015 年 1 月

毎度ご購読いただきましてありがとうございます．

読者の皆様方に小社の本をより確実にお届けさせていただくために，FAX でのご注文・住所変更届けを受けつけております．この機会に是非ご利用ください．

◇ご利用方法

FAX 専用注文書・住所変更届は，そのまま切り離して FAX 用紙としてご利用ください．また，注文の場合手続き終了後，ご購入商品と郵便振替用紙を同封してお送りいたします．**代金が 5,000 円をこえる場合，代金引換便とさせて頂きます．**その他，申し込み・変更届けの方法は電話，郵便はがきも同様です．

◇代金引換について

本の代金が 5,000 円をこえる場合，代金引換とさせて頂きます．配達員が商品をお届けした際に，現金またはクレジットカード・デビットカードにて代金を配達員にお支払い下さい(本の代金＋消費税＋送料)．(※年間定期購読と同時に 5,000 円をこえるご注文を頂いた場合は代金引換とはなりません．郵便振替用紙を同封して発送いたします．代金後払いという形になります．送料は定期購読を含むご注文の場合は頂きません)

◇年間定期購読のお申し込みについて

年間定期購読は，1 年分を前金で頂いておりますため，代金引換とはなりません．郵便振替用紙を本と同封または別送いたします．送料無料，また何月号からでもお申込み頂けます．

毎年末，次年度定期購読のご案内をお送りいたしますので，定期購読更新のお手間が非常に少なく済みます．

◇住所変更届けについて

年間購読をお申し込みされております方は，その期間中お届け先が変更します際，必ずご連絡下さいますようよろしくお願い致します．

◇取消，変更について

取消，変更につきましては，お早めに FAX，お電話でお知らせ下さい．

返品は，原則として受けつけておりませんが，返品の場合の郵送料はお客様負担とさせていただきます．その際は必ず小社へご連絡ください．

◇ご送本について

ご送本につきましては，ご注文がありましてから約 1 週間前後とみていただきたいと思います．お急ぎの方は，ご注文の際にその旨をご記入ください．至急送らせていただきます．2〜3 日でお手元に届くように手配いたします．

◇個人情報の利用目的

お客様から収集させていただいた個人情報，ご注文情報は本サービスを提供する目的(本の発送，ご注文内容の確認，問い合わせに対しての回答等)以外には利用することはございません．

その他，ご不明な点は小社までご連絡ください．

株式会社 全日本病院出版会

〒 113-0033 東京都文京区本郷 3-16-4-7F
電話 03(5689)5989 FAX03(5689)8030 郵便振替口座 00160-9-58753

FAX 専用注文書 <small>眼科 2001</small>

○印	MB　OCULISTA 5周年記念書籍	定価(税込10%)	冊数
	すぐに役立つ**眼科日常診療のポイント**—私はこうしている—	10,450 円	

(本書籍は定期購読には含まれておりません)

○印	MB　OCULISTA	定価(税込10%)	冊数
	2020 年 1 月～12 月定期購読(No. 82～93：計 12 冊)(送料弊社負担)	41,800 円	
	No. 81　おさえておきたい新しい前眼部検査	3,300 円	
	No. 80　令和の白内障手術	3,300 円	
	No. 79　眼科医のための皮膚疾患アトラス	3,300 円	
	No. 78　眼瞼形成手術—形成外科医の大技・小技—	3,300 円	
	No. 77　ロービジョンケア update	3,300 円	
	No. 76　流涙を診たらどうするか	3,300 円	
	No. 75　知っておきたい稀な網膜・硝子体ジストロフィ	3,300 円	
	No. 72　Brush up 眼感染症—診断と治療の温故知新— **増大号**	5,500 円	
	No. 60　進化する OCT 活用術—基礎から最新まで— **増大号**	5,500 円	
	No. 48　眼科における薬物療法パーフェクトガイド **増大号**	5,500 円	
	その他号数（号数と冊数をご記入ください） No.		

○印	書籍・雑誌名	定価(税込10%)	冊数
	読めばわかる！臨床不眠治療—睡眠専門医が伝授する不眠の知識 **新刊**	3,300 円	
	ここからスタート！　睡眠医療を知る—睡眠認定医の考え方—	4,950 円	
	ここからスタート！眼形成手術の基本手技	8,250 円	
	超アトラス 眼瞼手術—眼科・形成外科の考えるポイント—	10,780 円	
	PEPARS No. 87 眼瞼の美容外科 手術手技アトラス **増大号**	5,500 円	
	PEPARS No. 147 美容医療の安全管理とトラブルシューティング **増大号**	5,720 円	

お名前	フリガナ 　　　　　　　　　　　　　　　　　㊞	診療科
ご送付先	〒　　　－ □自宅　　　□お勤め先	
電話番号	□自宅　　　□お勤め先	

雑誌・書籍の申し込み合計
5,000 円以上のご注文
は代金引換発送になります

—お問い合わせ先—
㈱全日本病院出版会営業部
電話 03(5689)5989

FAX 03(5689)8030

全日本病院出版会行
FAX 03-5689-8030

年　月　日

住 所 変 更 届 け

お名前	フリガナ	
お客様番号		毎回お送りしています封筒のお名前の右上に印字されております8ケタの番号をご記入下さい。

新お届け先	〒　　　　都道府県

新電話番号	（　　　　）

変更日付	年　月　日より	月号より

旧お届け先	〒

※ 年間購読を注文されております雑誌・書籍名に✓を付けて下さい。
☐ Monthly Book Orthopaedics （月刊誌）
☐ Monthly Book Derma. （月刊誌）
☐ 整形外科最小侵襲手術ジャーナル （季刊誌）
☐ Monthly Book Medical Rehabilitation （月刊誌）
☐ Monthly Book ENTONI （月刊誌）
☐ PEPARS （月刊誌）
☐ Monthly Book OCULISTA （月刊誌）

FAX 03-5689-8030

全日本病院出版会行

Monthly Book OCULISTA バックナンバー一覧

2020. 1. 現在

通常号 3,000 円＋税　　増大号 5,000 円＋税

No. 9 以前のバックナンバー，各目次等の詳しい内容はホームページ（www.zenniti.com）をご覧ください．

知らずにすまない
神経眼科疾患！

編集企画／神戸大学教授　　　　　　　中村　　誠

編集主幹：村上　晶　順天堂大学教授　　　　No. 82　編集企画：
　　　　　高橋　浩　日本医科大学教授　　　　溝田　淳　帝京大学教授

Monthly Book OCULISTA　No. 82

2020 年 1 月 15 日発行（毎月 15 日発行）
　　定価は表紙に表示してあります.
　　　　Printed in Japan

発行者　　末　定　広　光
発行所　　株式会社　全日本病院出版会
　〒 113-0033 東京都文京区本郷 3 丁目 16 番 4 号 7 階
　　　　電話（03）5689-5989　Fax（03）5689-8030
　　　　郵便振替口座 00160-9-58753
印刷・製本　三報社印刷株式会社　　電話（03）3637-0005
広告取扱店　㈱メディカルブレーン　電話（03）3814-5980

© ZEN・NIHONBYOIN・SHUPPANKAI, 2020